超声名医

"声"情并茂看穿真相

上海市医学会
上海市医学会超声医学专科分会

组编

上海市医学会
百年纪念科普丛书
1917—2017

U0312146

上海科学技术出版社

图书在版编目(CIP)数据

超声名医"声"情并茂看穿真相 / 上海市医学会，
上海市医学会超声医学专科分会组编. —上海：上海
科学技术出版社，2017.12
（上海市医学会百年纪念科普丛书）
ISBN 978 - 7 - 5478 - 3725 - 2

Ⅰ.①超… Ⅱ.①上…②上… Ⅲ.①超声波诊断
Ⅳ.①R445.1

中国版本图书馆 CIP 数据核字(2017)第 247834 号

超声名医
"声"情并茂 看穿真相
上海市医学会
上海市医学会超声医学专科分会 组编

上海世纪出版(集团)有限公司
上海科学技术出版社 出版、发行
（上海钦州南路 71 号 邮政编码 200235 www.sstp.cn）
苏州望电印刷有限公司印刷

开本 720×1000 1/16 印张 8.25
字数：120 千
2017 年 12 月第 1 版 2017 年 12 月第 1 次印刷
ISBN 978 - 7 - 5478 - 3725 - 2/R·1462
定价：30.00 元

本书如有缺页、错装或坏损等严重质量问题，请向工厂联系调换

内容提要

在所有的医学影像检查中,超声检查可能是普通人最熟悉的项目了。但是,我们真的了解超声检查吗?

你知道检查时涂在肚子上的"糊糊"是什么吗?临床医生开了"彩超"申请单,你检查时瞄到屏幕上却是黑白的,心里有过犯疑吗?检查到有卵巢囊肿,但过两天复查又没有了,你怀疑过医生的水平吗?超声医生说这个结节需要穿刺活检,你知道要做哪些准备吗?检查到有盆腔积液,医生却说不要紧,你放心吗……

如果这些问题都是你在超声检查时想问却不敢问或来不及问的,或者医生回答了你却听不懂的,那么这本书会解开你所有的疑惑,曾经在你眼里显得非常"神秘"的超声医生会带领你一起看穿超声检查的真相。

本书内容涵盖人体头、颈、胸、腹等多器官系统,特别涉及妇产、男性及儿科常见疾病的超声诊治应用,介绍了早期一维超声、随后的实时二维超声及彩色多普勒超声、现今的实时动态超声造影、超声弹性成像,以及最新的三维超声、超声图像融合导航及介入超声等智能化技术。

"声"情并茂,看穿真相,以现代化的超声技术呵护健康。

上海市医学会百年纪念科普丛书
编委会

主　编： 徐建光
副主编： 马　强　　朱正纲　　孙晓明　　孙颖浩　　陈国强
　　　　　陈赛娟　　桂永浩　　葛均波　　颜世洁　　瞿介明
编　委： 丁　强　　于广军　　马　端　　王卫庆　　王学锋
　　　　　王敏杰　　王德辉　　方唯一　　邓小明　　田　红
　　　　　包玉倩　　吕中伟　　朱国行　　华克勤　　刘士远
　　　　　刘中民　　刘建民　　刘皋林　　江孙芳　　孙　锟
　　　　　孙建华　　孙晓溪　　李　铮　　李春波　　杨程德
　　　　　吴坚平　　何燕玲　　狄　文　　沈国芳　　张　晨
　　　　　张　琳　　张文宏　　张继明　　陆　舜　　陈文华
　　　　　陈尔真　　陈丽云　　邵贵强　　范存义　　范先群
　　　　　林晓曦　　金震东　　周行涛　　胡超苏　　侯立军
　　　　　俞卓伟　　施伟民　　姜建元　　姜格宁　　倪兆慧
　　　　　郭胤仕　　黄国英　　章　雄　　章振林　　傅志仁
　　　　　谢渭芬　　楼文晖　　管阳太　　谭　鸣　　熊源长

编委会办公室

主　任： 颜世洁
副主任： 田　红　　刘丙龙
成　员： 王忆雯　　宁　燕　　华　飞　　孙　瑜　　沙燕倩
　　　　　张　力　　陈燕昀　　徐　英　　楚　青　　魏　爽

（按姓氏笔画排序）

本书编委会

顾　　问：周永昌　徐智章　朱也亮
主　　编：孙锟　胡兵
执行主编：王文平　陈亚青
副 主 编：杜联芳　李凤华　陈　悦　郭　佳
编　　委：(按姓氏笔画排序)
　　　　　丁　红　王　怡　牛建梅　方　静　任芸芸
　　　　　江　泉　吴卫华　沈　理　严英榴　张　波
　　　　　张玉奇　金修才　周毓青　姜立新　赵宝珍
　　　　　徐　芳　徐辉雄　常　才　黄国英　章建全
　　　　　舒先红　雷凯荣　詹维伟

总 序

上海市医学会成立于 1917 年 4 月 2 日,迄今已有 100 年的悠久历史。成立之初以"中华医学会上海支会"命名,1932 年改称"中华医学会上海分会",1991 年正式更名为"上海市医学会"并沿用至今。

百年风雨,世纪沧桑,从成立之初仅 13 人的医学社团组织,发展至今已拥有 288 家单位会员、22 000 余名个人会员,设有 92 个专科分会和 4 个工作委员会,成为社会信誉高、发展能力强、服务水平好、内部管理规范的现代科技社团,荣获上海市社团局"5A 级社会组织"、上海市科协"五星级学会"。

穿越百年历史长河,上海市医学会始终凝聚着全市广大医学科技工作者,充分发挥人才荟萃、智力密集、信息畅通、科技创新的优势,在每一个特定的历史时期,在每一次突发的公共卫生事件应急救援中,均很好地体现了学会的引领带动作用。近年来,在"凝聚、开放、服务、创新"精神的指引下,学会不忘初心,与时俱进,取得了骄人的成绩。

2016 年,习近平总书记在"全国卫生与健康大会"上发表重要讲话,指出"没有全民健康就没有全面小康",强调把人民健康放在优先发展的战略地位。中共中央、国务院印发的《"健康中国 2030"规划纲要》明确了"共建共享、全民健康"是建设健康中国的战略主题,要求"普及健康生活、加强健康教育、提高全民健康素养",要推进全民健康生活方式行动,要建立健全健康促进与教育体系,提高健康教育服务能力,普及健康科学知识等。上海市医学会秉承健康科普教育的优良传统,认真践行社会责任,组织动员广大医学专家积极投身医学科普创作与宣传教育。

近年来,学会重点推出了"健康方向盘"系列科普活动、"架起彩虹桥"系列医教帮扶活动和"上海市青年医学科普能力大赛"三项科普品牌。通过科普讲座、咨询义诊、广播影视媒体宣传以及推送科普文章或出版科普读物等多形式、多渠道,把最前沿的医学知识转化成普通百姓健康需求的科普知识,社会反响良好。配合学会百年华诞纪念活动,其间重点推出了百场科普巡讲活动和百位名医科普咨询活动。上海市医学会以其卓有成效的科普宣教工作受到社会各界好评,荣获上海市科委颁发的"上海科普教育创新奖-科普贡献奖(组织)二等奖"、中华医学会"优秀医学科普单位"和"全国青年医学科普能力大赛优秀组织奖",成为上海市科协"推进公民科学素质"百家示范单位之一。

为纪念上海市医学会成立100周年,同时将《"健康中国2030"规划纲要》精神进一步落到实处,我们集中上海医学界的学术领袖和科普精英编著出版这套科普丛书,为大众提供系统的医学科普知识以及权威的疾病防治指南,为"共建共享、全民健康"的健康中国建设添砖加瓦。在这套丛书里,读者既可以"读经典"——呈现《再造"中国手"》等丰碑之作,重温医学大家叱咤医坛的光辉岁月,也可以"问名医"——每本书约有100名当代名医答疑解惑,解决现实中的医疗健康困扰。既可以通过《全科医生,你家的朋友》佳作,找到你的家庭医生,切实地感受国家医疗体制改革的努力给大众带来的健康保障;也可以领略《从"削足适履"到"量身定制"——医学3D打印技术》《手术治疗糖尿病的疗效如何》等医学前沿信息,感受现代医学科技进步带来的福音。

经典丰满的内容,来源于团结奋进、齐心协力的编写团队。这套丛书涉及上海市医学会所属的50余个专科分会,编委达2 000余名,参与编写者近5 000人,堪称上海市医学会史上规模最大的一次集体科普创作。我相信,每一位参与科普丛书的编写者都将为在这场百年盛典中留下手迹,并将这些健康科普知识传播给社会大众而引以为荣。

在此,我谨代表上海市医学会,向所有积极参与学会科普丛书编著的专科分会编委会及学会工作人员,向关注并携手致力于医学科普事业发展的上海科学技术出版社表示衷心的感谢!

源梦百年、聚力同行,传承不朽、再铸辉煌。愿上海市医学会薪火不熄,祝万千家庭健康幸福!

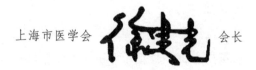

上海市医学会　　　　　　会长

2017年5月

前 言

值此上海市医学会创建 100 周年之际,超声医学专科分会受邀撰写"上海市医学会百年纪念科普丛书"中的超声医学分册。谨以此书作为献礼,寻找学会发展百年之魂、推动学会事业栉风沐雨而枝叶常青的核心价值观。

作为上海市医学会 90 余个专科分会之一,超声医学专科分会建立于 20 世纪 50 年代末、60 年代初,源自我国超声医学的发源地上海。60 余年风雨历程,几代超声人的不懈努力,上海市医学会超声医学专科分会从初具规模,到繁荣发展。每年举办数场各类学术会议,专科分会广大会员积极参与国内外各大医学学术组织和医学会议,极大地提升了学会的国内及国际影响力。

百年的时光是一首诗,低吟浅唱中千回百转;百年的时光是一曲乐章,婉转缠绵又蓬勃激昂。随着社会经济的飞速发展和人民生活水平及健康意识的不断增强,医学科普作品正担负着越来越多的向大众普及宣传科学知识、启蒙思想的重要职责,成为连通最新的医学科学技术与社会生活之间的一座桥梁。

超声检查作为一项目前临床最常用的影像学检查,其科普工作任重而道远。在书中,我们既要介绍超声检查的临床应用范围,又要深入浅出地告诉大家如何选择超声检查的正确时机、超声检查有哪些注意事项、超声检查与其他影像学检查的互补作用、介入超声治疗的优势与效果、超声新技术的最新发展及应用等。

医学科普的写作过程,其实就是一个医生与患者换位思考的过程。值此纪念上海市医学会成立百年之际,我们邀请了上海超声医学界知名专家学者及中青年骨干,简明扼要、深入浅出、通俗易懂地献上了超声医学科普"盛宴"。全书分为两章:第一章为"读经典",由超声医学界德高望重的资深前辈专家回顾超声医学的起源与发展历程。同时邀请了超声医学各个亚专科的学科带头人介绍了本领域的最新发展和展望;第二章为"问名医",沪上多位超声医学"大咖"及中青年骨干以通俗易懂的形式、生动活泼的语言,向您详细解答超声检查在实际临床应用中的一些困惑和疑问。

传承百年魂,实现超声梦!愿本书能有助于提高大众的医学素养,融洽医疗工作中的医患沟通,以健康梦托起中国梦,在新的时代坐标上迎来学会新的起点!

上海交通大学医学院附属新华医院院长、主任医师、教授

上海市医学会超声医学专科分会主任委员

孙 锟

2017 年 10 月

目 录

CHAPTER ONE

1

读经典

一、看清"小人心"：先天性心脏病的超声诊断

先天性心脏病简称先心病，是小儿最常见的先天性出生缺陷之一。它是指在人胚胎发育早期心脏大血管形成过程中，由于各种原因导致心内结构发育出现停顿、混乱或在出生后应该退化的组织未能退化，心脏内出现缺损（俗称"洞"）、各部分连接异常、发育不良、闭锁或异常通道。最常见的先心病是室间隔缺损（室缺），其次是房间隔缺损（房缺）及动脉导管未闭；再次为单纯性肺动脉瓣狭窄、法洛四联症、主动脉瓣狭窄及主动脉缩窄。上述 7 种畸形约占全部先心病的 3/4。

对于疑为先心病者，超声心动图检查是最有效的诊断方法。通过这项检查，医生可以"看见"心脏结构是否有异常、明确心内血流的方向，还能了解心脏功能等情况。临床常用的有 3 种：M 型、二维和多普勒超声心动图。

（1）M 型超声心动图只能记录心脏结构的一维图像，主要用于测定心脏结构、左心室的舒张与收缩期直径，进而评估左心室容量。

（2）二维超声心动图能清晰、直观、实时显示心脏各结构的形态、空间位置及连续关系等，是超声心动图的基本检查方法。

（3）多普勒超声心动图所采用的多普勒超声技术目前可分为脉冲式多普勒、连续式多普勒、高脉冲重复频率式多普勒、多点选通式多普勒以及彩色多普勒血流成像 5 种。其中脉冲式多普勒应用最广，它能实时显示心脏或大血管内某一点一定容积血流的频谱图，是一种无创检查心内分流和反流的技术。连续式多普勒可连续发射冲波，因此具有测量高速血流的能力，用于定量分析心血管系统中的狭窄、反流和分流性病变。彩色多普勒血流成像技术能同时显示心腔某一断面上异常血流的分布情况，还能反映血流的途径及去向，明确血流的性质，测量血流束的面积、轮廓、长度、宽度，更直观地反映心脏结构异常与心脏血流动力学异常的关系。

随着科学技术的发展，不断涌现的超声新技术为先心病的诊断提供了更为准确及有价值的信息。实时三维超声心动图（RT‑3DE）便是新近发展起来并开始应用于临床心脏病诊断和治疗的新兴技术，它可以实时、交互式地同时观察

2个平面的图像,从多个角度动态显示心脏的解剖结构。因此,RT-3DE在复杂先心病解剖结构的观察和瓣膜疾病的诊断方面独具优势。另外,它还可进行心脏容量、心肌重量、瓣膜反流等方面的定量研究。比如右心室容积的测量一直是研究及诊断的难题,但实时三维超声可以从心尖观察整个右心室,从而准确地测量右心室的容量和搏出量,大大弥补了二维超声的不足。

一旦确诊小儿患先心病,定期的医院随访是至关重要的,超声心动图检查不仅能及时反映先心病心脏结构及心功能的变化,还能及时把握治疗时机和制定治疗方案,对于小儿今后的生长发育起关键作用。超声心动图在先心病介入及开胸术中的监测方面,有着无可比拟的优势。不但可予以实时指导,并且具有无创伤、无辐射损伤的优点。经食管超声心动图避免肺部及胸壁的遮挡,信噪比提高,较经胸超声图像更为清晰,可获取更多的心脏解剖学信息,但是一般需要在全麻下和插管辅助通气下进行。作为一种无创及可重复的检查手段,超声心动图对于术后疗效的评估及随访也发挥着重要作用。

近年来,随着胎儿超声心动图的发展,先天性心脏病的诊断被提前到了出生前,对于部分严重或复杂的先心病,尽可能早地明确诊断,对于孕妇及胎儿的后期诊疗及预后有重大意义。一些复杂的先天性心脏病,如肺动脉闭锁、大动脉转位等,新生儿早期就要进行及时的干预和治疗,如果错过早期及时的干预,可能造成死亡。

胎儿或儿童的心脏并不单纯是成人的"缩小版",儿童先天性心脏病不能等同于成人结构性心脏病。借助超声心动图技术这双"慧眼",让我们将这一颗颗"小人心"看得更为清楚、明白、真切。

(孙　锟)

○ 摘编自《新闻晨报》、"孙锟医生"新浪微博、"好大夫在线"网

— 专家简介 —

孙　锟

　　孙锟,主任医师,上海交通大学医学院附属新华医院院长。国家教委重点学科儿科学学科带头人,上海交通大学医学院"211工程"三期重点学科"儿科学"建设项目首席科学家、上海市教委小儿心血管重点学科学科带头人。任中国医师协会儿科医师分会会长,中华医学会儿科学分会副主任委员,上海市医学会超声医学专科分会主任委员,上海市医学会儿科专科分会前任主任委员。主要从事先天性心脏病产前诊断、围产期及婴幼儿先天性心脏病的诊断和介入治疗。

二、回首那些年——我与超声的情缘

从普外科到超声科，研制全国第一台超声仪器设备

1955年，我毕业于当时的上海第一医学院医学系，分到中山医院的第一个岗位是外科手术学教研室。在那里，我能够白天查房、参加手术，下午或晚上去解剖尸体，学习人的身体构造并将这些知识教给学生。几年的解剖学工作经验为我后来进行超声医学的检查和诊断打下了坚实的基础。20世纪60年代初，医院领导要我钻研超声技术，探索超声波技术检查人体，希望能够在临床工作中发挥作用。

全国的超声诊断发源于上海。最初的仪器均借用当时上海江南造船厂的"A型超声探伤仪"，可在示波屏上探出钢板有无裂纹（缝）。为了研制医学超声仪器，我到江南造船厂电器车间去学习，想用他们探查钢板上是否有裂纹的机器进行人体诊断。学习了一段时间后，我觉得当时国际上的超声探查机器仅仅能看裂纹、痕迹是不够的，还需要看裂纹、痕迹是怎么裂开的，所以需要一种能显示整个剖面的成像仪器。在与上海第一医学院仪器修配厂协作研制上海（乃至全国）第1台ABP型的（成像）仪器的过程中，我们翻阅资料，请教理工专业人员，在尸体结构上测试。记得开始对心脏探测时，发现数个甚高的饱和回声，忽前忽后地重复移动。当时有人肯定地说"这是血流的反射"，并引用公式作为支持。然而，经公式计算其反射系数，即血流的反射回声极其低微，无法收到其"反射信号"。而我们在5个尸体心脏与2条实验犬中，均否定了脉冲回波法（A型超声）显示心腔内"血流"的任何可能性；只有心壁和心瓣膜方能产生清晰回声。有了理论支持和实验结果，再在已有的设备条件上加以改装，从第一台B.P.型超声诊断仪的水平偏转板上加一对锯齿波电压，产生自动横向扫描，用于探测心脏，可获得清晰的"超声心动图"，可用以诊断瓣膜、心肌等结构的病变。

接下来我们再围绕多普勒超声进行实验研究，包括自制同心圆形双晶片探头、防震、防干扰接收机等，用以观测周围血管的流速、肾透析患者人造瘘管通畅度、血栓闭塞性脉管炎、动-静脉瘘、断肢再植后对远端肢体的动脉供血与静脉回流的情况。1972—1976年，上海以大协作形式组成了"上海市超声全息科研协

作组",4 年后制成一台实验性样机,可实时观察立体的人手伸缩时肌肉、肌腱、骨骼、关节的实时活动。

从观察心脏病到为小肝癌诊断奠基

1964 年,在第一台剖面成像机器上,我试着加了一对电子线路,可以使它自己按时间移动,观察心脏二尖瓣狭窄和关闭不全,这就是最早的超声心动图仪,为胸外科临床诊断提供了帮助。同时,这个成果在 1964 年第一届全国声学学术会议上作了大会发言,得到了大家的好评。

20 世纪 70 年代,中山医院外科在肝癌普查方面开展了一些工作。那是国际上刚开始有 CT、磁共振的年代,而国内尚无。使用 A 型机器看不到肝脏内的肿瘤大小、形态、体积、分布等信息,而用我们研制的 ABP 型机器就能看清。虽然图像质量远不如现在,但当时已令我们欢呼雀跃,颇具成就感。这个仪器的发明大大提高了临床筛查肝癌的准确率,发现和诊断了很多无症状的小肝癌,其中一位肝癌患者手术后继续存活了 40 余年,也为中山医院的肝癌研究奠定了基础。

随着超声多普勒技术的临床应用,因一般超声不能显示血管分布层,需要使用造影剂。那时国际上的先进技术不能进入国内,最早的造影剂研究是将双氧水注入血管里放出氧气泡来造影增强。我请教了我院肺功能室的李教授,我们都认为双氧水做造影剂不安全。经过研究,我想到了使用维生素 C 和碳酸氢钠制备二氧化碳造影剂,即将这两种液体混合起来注入体内,产生的二氧化碳不会伤害身体。我们先在动物身上试验,成功并保证安全的情况下才应用到人体。

造影剂研制成功后,我的一个研究生于 1992 年在利用二氧化碳造影剂提高肝癌的检出率方面进行了较系统的研究。途径是通过患者的腹腔下肢动脉插管经腹腔动脉注射造影剂,可以敏感地检出数毫米的小肝癌,该方法类似心脏血管造影(CTA),是诊断微小肝癌的金标准,为临床医生早期发现微小肝癌奠定基础。

撰写有价值的科研论文,让中山的团队始终站在学术的前沿

我们那个年代的医生写文章主要是为了解决疾病治疗的问题。如果踏踏实实地客观记录好研究的内容,通过论文和会议交流的形式进行报道,成稿的文章就会是非常实用的、有科学价值的文章。

我在超声方面的第一个报道,是 1964 年 4 月第一届全国声学学术会议及 1964 年 11 月全国超声应用学术会议上,关于研制超声仪器的内容,使我院的超

声研究总结为全国所知。继而于 1983 年 6 月在日本东京召开的国际乳癌超声诊断会议、1994 年 7 月在日本北海道进行的世界超声医学与生物学联合会(WFUMB)学术会议,以及 1992 年于韩国首尔举行的亚洲超声医学与生物学联合会第 3 届学术会议,均由中华医学会组团,任命本人为团长。1985 年 8 月 5～9 日,在北京成功举办世界超声医学与生物工程联合会国际会议,我任主席。鉴于我和同事们完成了很多国际领先、国内首例的发明,我在 1988 年的世界超声医学会的联合会上获得了"国际超声先驱者奖"。

为了更好地培养全面发展的超声医学人才,《中华超声影像学杂志》于 1991 年创刊,是目前国内唯一的超声专业权威杂志。1996 年,我牵头与美国杰弗逊大学医院超声教育培训中心联合成立"中国上海中山-美国费城杰弗逊超声教育培训中心",并担任主任。2000 年,我代表中山医院申请并经上海市卫生局批准成立上海市超声质量控制中心,并担任中心主任。

上述所有成就,是我们科室团结一致、共同劳动的收获,是我院、中华医学会、中国科学院与其他协作单位的领导大力支持与有关科室专业人员共同协作的结晶,更是全国医学超声专业人员长期努力的成果。

（徐智章）

—— 专家简介 ——
徐智章

徐智章,复旦大学附属中山医院终身教授,曾任超声科主任。曾任中华医学会超声医学分会主任委员,1982 年获卫生部科技成果奖(二等甲级);1988 年获国际超声先驱者奖;1992 年获国务院颁发的"发展医疗卫生事业突出贡献"证书并获政府特殊津贴;1992 年获卫生部科技进步奖三等奖。

三、团结协作，勇于创新——记我国第一台 ABP 型超声仪的诞生

1959 年初，我是一名放射治疗科的住院医师，当时正在妇科组工作。在一个晴朗的日子，陈瑛院长忽然把我叫到办公室，告诉我说要派去做超声诊断的研究工作，我不禁惊呆了！

什么是超声诊断？当时的医生一般都不知道，我因是放疗科医师，总算是听说过，国外杂志已经有应用超声波探测颅脑肿瘤、乳腺癌、眼肿瘤的实验报告。什么是超声波？那是频率大于 20 000 赫的声波，现在诊断常用的有 2.5～10 兆赫的超声探头。超声诊断就是利用超声波能够在人体中传播以及遇到不同的组织界面能够引起反射、折射等原理来探查人体内部结构有无病理改变或肿瘤的诊断方法。由于超声波诊断所用功率极小，对人体没有损害、没有痛苦，没有电离辐射，检查诊断快速、方便，因此深受患者和医务人员欢迎。这些现在看来简单的知识，我在刚接受任务时是相当无知的。

当我接受任务时，即被告知：上海市第六人民医院在 1958 年 12 月已经用超声波探查乳腺癌获得成功，我的研究重点是子宫颈癌的早期诊断，此外还有肝癌等研究。当我接收超声诊断仪后，内心很迷茫，怎么办？只有学习上海市第六人民医院安适先生敢于实践的精神，先从乳腺癌患者探查做起，得到了乳腺癌与正常乳腺的不同波型，接着又探测了颈部淋巴结和肝癌，也获得了异常波型，但对宫颈癌怎么探测——经腹壁不清晰，经阴道又不合适，没有长柄探头。好在当时我在妇科，就戴上手套，把江南造船厂的超声仪上的短小调制探头放进手套中进行探测，也同样获得了子宫颈炎与子宫颈癌的不同波型。1960 年，又得到江南造船厂吴绳武工程师的帮助，试制成 15 厘米长的阴道探头，有 2.5 兆赫和 10 兆赫两种，终于在不到一年的时间里完成了上级下达的任务，并在第二届全国肿瘤会议上作了报告。

为了加速超声诊断研究速度，当时的第六人民医院院长朱瑞镛召集了上海刚开始从事超声诊断的 5 位医师（第六人民医院安适、瑞金医院汪道新、新华医院安世源、肿瘤医院朱世亮、仁济医院俞国瑞），成立了超声医学诊断研究小组。小组成立后，除了继续深入开展乳腺癌、颅内肿瘤的检查，相继开展了胃、葡萄

胎、肾脏、子宫颈、头颈部和肝癌及阴道内探测的研究,在不到 5 个月的时间内检查 647 例,并分工负责进行总结,完成了我国超声诊断史上的第一篇论文《超声波临床应用的初步报告——肿瘤诊断》,在 1959 年武昌举行的"第一届全国超声学术会议"上作了报告,引起了与会代表的关注,会后送中华医学杂志发表。

检查肿瘤的超声诊断仪单靠 A 型是不够的,当时国际上已有 B 超诊断和 BP 型超声的报道,虽然尚处于研究阶段,但已超越了 A 超。因此,我们于 1959 年第三季度组成"ABP 型超声成像仪研究小组",经过反复讨论研究后由上海第一医科大学修配厂投入试制,奋战半年后制成仪器雏形。1960 年 2 月,我国自制的第一台 ABP 型超声切面成像仪宣告试制成功,3 月进入临床调试阶段。我当时正参与审定我国第一部的《超声诊断学》专著,奉命编写了一章《ABP 型超声显像》。接着自 1961 年起我又报告了 A 型及 ABP 型的论文——《超声诊断肝癌的初步报告》,1964 年 4 月在第一届"全国声学学术会议"上报告了《应用超声回波法及显像法检查腹部肿块——附 321 例分析》,同年 11 月在第一届"全国超声应用学术会议"上报告《超声在妇科肿瘤诊断中的应用及其评价——附 865 例分析》。

总之,在这么短的时间内取得如此丰硕的成果,得益于两个研究小组集体的力量,是大家团结一致、勇于创新、敢于实践、甘于奉献、辛勤工作的结果。

(朱世亮)

—— 专家简介 ——

朱世亮

朱世亮,复旦大学附属肿瘤医院超声医学科主任医师,教授。获国务院特殊津贴,曾获中国超声诊断先驱奖和中国超声诊断突出贡献奖,长期致力于腹部超声诊断及肿瘤超声诊断工作。曾任上海市超声医学工程学会会长,中国超声医学工程学会常务理事,上海市医学会超声医学专科分会委员、秘书,中华医学会超声医学分会咨询委员等,曾任《中国超声诊断杂志》副主编及多本杂志的常务编委。

四、"神秘"的超声医生，你了解多少

在很多患者的印象中超声医生往往有点神秘：超声医生整天坐在昏暗的小房间里，把黏糊糊的药液在患者身上涂来涂去，看着小小屏幕上黑白的、彩色的"电影"，就能知道患者得了什么病。但是，也有部分患者认为超声医生就是接收临床医生开出的检查申请单后，按要求做检查的，就像个照相的。甚至，许多本身从事医疗行业的人对超声医生的工作也不够了解、不太熟悉、存在不少误解。其实，超声医生既不像大家想象中这么神秘，也不像大家想象中这么简单。那么，究竟什么是超声医生？一名优秀的超声医生是如何养成的？超声医生的日常工作到底是怎么样的呢？

什么是超声医生？超声医生首先是医生，和其他临床科室的医生一样，需要在医学院校先完成完整的医学通识教育，包括解剖学、生理学、病理学、病理生理学、内科学、外科学、妇产科学、儿科学等，并具有医师资格证书及执业医师证书。而超声医生的专业方向是超声影像的诊断及治疗，即能够通过超声影像发现问题、分析问题、得出初步诊断，为临床医生的后续诊治提供重要依据，必要时也可以在超声引导下进行活检以获得病理诊断或进一步进行介入治疗。

一名优秀的超声医生是怎样养成的？要成为一名优秀的超声医生首先需要熟悉常见内、外、妇产、儿科疾病的病因、病理、病理生理等基础知识，掌握人体解剖及相应疾病的典型超声表现，并结合患者的症状、体征、实验室检查及其他影像学检查结果。另外，超声医生在日常工作中还要注意观察、总结经验，不断钻研疑难及少见病例，不断学习超声的新技术及新知识。

超声医生的日常工作到底是怎么样的呢？超声医生日常最为基础的工作固然是按照临床医生开具的检查申请单为患者进行超声检查，检查时会观察器官的位置、大小、形态、内部回声、血流情况，判断是否存在肿块。如有肿块则需进一步观察肿块的具体位置、肿块的大小、形态是否规则、边界是否清晰、边缘是否光整、肿块内部的质地(囊性、实质性或囊实混合性)及肿块内的血流灌注情况，必要时超声医生还会向患者询问发病的诱因、起病的缓急、主要的症状、既往诊治的经过和结果，如有检验报告或其他影像学检查结果也可作为参考。另外，超声医生也可能会对所需检查部位进行触诊(例如：浅表软组织肿块、乳腺及甲状腺肿块等)。此时,超声医生好比是侦探探案一般,收集线索、抽丝剥茧、去伪存真、综合分析后大多可以得出初步的诊断。

根据获得的初步诊断,超声医生有时还会决定给患者加做相应部位的超声检查,例如:超声医生在检查患者颈部时若诊断甲状旁腺肿大,则可加做双侧肾脏检查,看看是否存在肾脏多发结石的情况,以印证并完善诊断。但是,当常规超声检查还不足以做出诊断时,超声医生可能还需要进一步借助超声新技术获得更多的线索,例如:超声造影可以获得肿块内微小血流灌注的信息、弹性成像可以获得肿块硬度的信息,也有利于超声医生做出诊断。另外,除了患者所熟悉的常规超声检查以外,超声医生还可以在超声引导下获取肿块或脏器中的部分组织,送到病理科化验,最终获得病理诊断(诊断的金标准)。此外,超声医生在部分疾病的治疗中也起到重要的作用,例如:超声引导下积液的穿刺引流、囊肿的抽液及硬化治疗、肿瘤的热消融治疗。

综上所述,超声医生,尤其是一名优秀的超声医生必须学习广博的医学基础知识、拥有一双善于发现的眼睛、具备和患者进行有效沟通的能力、训练出逻辑思维分析的能力,并且在工作中要做到大胆假设、小心求证,当进行超声引导下活检或介入治疗时,心灵手巧也是必须具备的素质。这就是患者们身边平凡而努力的超声医生,也是患者们并不够熟悉的超声医生。

(陈亚青)

— 专家简介 —

陈亚青

陈亚青,主任医师,教授,博士生导师,上海交通大学医学院附属新华医院超声医学科主任,中华医学会超声医学分会委员,中华医学会儿科学分会超声医学组组长,中国声学学会生物医学超声工程分会副主任委员,中国超声医学工程学会常务理事,上海市医学会超声医学专科分会委员兼秘书。擅长腹部、浅表器官、介入超声及儿科超声诊断,尤其是前列腺、乳腺、甲状腺和儿童肿瘤性疾病的超声诊断及介入治疗。

五、超声心动图对心脏病变的检测研究

超声心动图检查技术是国外学者 Edler 等人 1954 年创建的,至今已有 60 多年的发展历史。

常规超声心动图检查是将超声探头置于胸壁表面的胸骨旁、心尖区、剑突下及胸骨上凹等超声波可以透过的部位(称之为透声窗),用二维(2D)、M 型、彩色多普勒和频谱多普勒超声心动图,对心脏各部位进行多个剖面(如胸骨旁左心长轴观、主动脉根部短轴观、肺动脉长轴观、二尖瓣口短轴观、心尖四腔观、心尖五腔观等)的扫描,根据所显示的图像综合分析心脏各结构的位置、形态、活动和血流特点,从而获得心脏及其相连的大血管病变的解剖、生理、病理及血流动力学诊断资料。国内外超声医师沿用统一的标准扫描图像,不仅获得大量的心脏病变诊断信息,且便于超声医师互相交流,达成共识,对病变进行准确诊断。

经过国内外众多临床工作者和工程技术人员持之以恒的努力研讨、不断改进,超声心动图检查技术有了长足的进步,已广泛应用于临床,可用来诊断心脏的任何病变,目前成为评价患者心脏形态和功能不可缺少的技术。

常规超声心动图检查中,正常心脏形态规则、连接有序、搏动有力、心律规则、左心室收缩功能良好、4 个心瓣膜口无异常反流,心房水平、心室水平和大动脉水平无异常分流。而当心脏有病变时,超声心动图所扫描的图像出现一系列相应的异常变化。

如冠状动脉粥样硬化性心脏病时,由于冠状动脉管腔变细甚至阻塞,心肌血液供应减少,心脏的形态发生重构,功能改变,二维超声可显示心室所缺血节段的心肌变薄、运动减弱或不运动或反向运动;M 型超声或心内膜轨迹法测量所计算的左心室射血分数降低,提示左心室收缩功能减退;彩色多普勒超声可显示心腔内血流方向变化;频谱多普勒超声显示心瓣膜口血液流速曲线异常。

先天性心脏病时,可显示心脏结构连接中断,或连接错位,或形态异常,心肌缺损处发生异常分流,流速增快。心肌病时,可显示心肌或明显增厚,或变薄,运动幅度及心脏功能异常。心包病变时,若心包积液,或可显示心包腔出现内无回声区;若心包肿瘤,可显示心包腔或心包脏层、壁层的实质性结节样、团块状回声。

无论心脏发生何种病变,超声心动图均可进行准确、精细的诊断。与其他影像学检查技术比较,超声心动图检查简便、客观、无损伤、可反复进行。

在常规超声心动图检查技术基础上,近20年来围绕着冠状动脉粥样硬化性心脏病、先天性心脏病、风湿性心脏病,超声诊断的新技术不断涌现。如经食管超声心动图(TEE)、三维超声心动图(3DE)、负荷超声心动图(SE)、组织多普勒成像(TDI)、智能超声定量(AQi)、彩色室壁运动(CK)、背向散射心肌组织定征(IBS)、心肌声学造影(MCE)、速度向量成像技术(VVI)、三维斑点追踪技术(3DSTI),这些新技术或使心脏的结构、形态显示更加清晰,或用以更准确评价心肌的收缩、舒张运动,为心脏病变的准确诊断提供了极有价值的信息。

（赵宝珍）

○ 摘编自《上海24小时医学频道》2007年2月

—— 专家简介 ——

赵宝珍

赵宝珍,海军军医大学附属长海医院超声科主任医师,教授,全面熟练掌握心血管、腹部脏器、妇产科及全身小脏器超声诊断技术。曾担任全军超声医学专业委员会副主任委员、上海市医学会超声医学专科分会副主任委员、上海市声学学会副主任委员、中华医学会超声医学分会委员、中国医师协会超声医师分会常务委员。

六、产前超声筛查胎儿染色体异常

胎儿染色体异常是指染色体有明显的缺陷及异常,明显到可以通过常规的染色体核型检查发现。染色体异常的发生率约占活产儿的0.6%,这些胎儿往往伴有先天性畸形,婴儿病死率高,预后差。

特别提醒

超声只能发现胎儿异常或可疑异常,只能作为一种筛查手段,而不能诊断染色体异常,唯一能确定染色体异常的方法是羊水穿刺之后做胎儿细胞核型分析。

胎儿染色体异常容易引起早孕期流产,染色体明显异常的存活者除了解剖生理上的先天缺陷,智力也常明显低下。若能在有生机儿前(指孕24周之前)做出诊断,选择终止妊娠,对社会和家庭都是有益的。

当超声检查出一些异常,建议孕妇做羊水穿刺进一步证实时,孕妇或者家属也会认为"我们都是正常的,所以宝宝染色体不会有问题的。"事实上,父母正常,也不能保证胎儿一定正常,尤其是在有些指标和信号已经提示异常的时候。虽然在高龄孕妇及有家族染色体病孕妇中,胎儿染色体异常的发生率较高,但无任何高危因素的孕妇也会怀上染色体异常的胎儿。

常规的唐氏筛查

常规的胎儿染色体检查分为孕早期唐氏筛查和孕中期唐氏筛查。孕妇得知怀孕后,应及时到产前诊断中心建立孕期档案,按时产检,产科医生就会根据孕周,安排孕妇预约检查。

孕早期唐氏筛查一般在孕11~13周,包括孕早期超声筛查和血清学检查;孕中期唐氏筛查的血清学检查一般在孕15~19周,孕中期超声大畸形筛查一般在孕20~24周。这些都是筛查胎儿染色体异常非常重要的时间段,不早不晚恰到好处,有些指标一旦错过这个时间段就无法判断了。例如:颈项透明层厚度NT的测量等等。

超声医生也需要血清学的检查结果来辅助检查,为超声诊断提供更多的信息。例如在 21 三体综合征(唐氏综合征)的胎儿,孕妇的血清学检查会出现 β-HCG(血清绒毛膜促性腺激素)及抑制素 A 增高、AFP(甲胎蛋白)及 uE3(游离雌三醇)减低的表现。

常见染色体异常

目前常见的染色体异常有 21 三体综合征、18 三体综合征和 13 三体综合征。大部分染色体异常胎儿或多或少都存在解剖结构畸形,如先天性心脏病、全前脑畸形、十二指肠梗阻或足内翻等,但是有些染色体异常胎儿出现的声像图改变为非特异性,称染色体异常标记或软指标,如颈项软组织层增厚、鼻骨缺失或短小、肠管强回声等。绝大部分的 18 三体及 13 三体综合征都有严重的多发畸形,而约 1/3 的 21 三体综合征可无明显异常表现。

心血管畸形是染色体异常胎儿最常见的表现,90%的 18 三体和 13 三体综合征、4%~50%的 21 三体综合征可合并先天性心脏畸形。因此,但凡存在心脏畸形,都有染色体异常的潜在风险。心脏畸形的种类与染色体异常的类型也有一定相关性,如心内膜垫缺损多见于 21 三体综合征,法洛四联症多见于 21 三体综合征及 18 三体综合征。

中枢神经系统畸形多见于 13 三体综合征、18 三体综合征,而 21 三体综合征相对少见。包括全前脑畸形、Dandy-Walker(丹迪-沃克综合征)畸形、胼胝体缺失、脑积水及脊柱裂等,但绝大部分脊柱裂胎儿核型正常,故对单纯神经管缺陷胎儿可以不考虑染色体检查。

面部严重畸形多见于 13 三体综合征及 18 三体综合征,如中央型唇裂、眶间距过窄、下颌骨短小等。颈部水囊瘤伴有胎儿水肿者,75%合并染色体异常。非免疫性胎儿水肿,包括皮下水肿、腹水、胸腔积液、心包积液,部分病例也可以是染色体异常,例如 21 三体综合征等。膈疝可发生在 18 三体综合征、13 三体综合征、21 三体综合征等染色体异常。在腹壁缺损中,脐膨出尤其是小型的单纯肠管膨出,其染色体异常的发生率较高,而腹裂一般与染色体异常关系不大。

超声畸形筛查任重道远

目前我国大城市三级医院的技术水平已较高,基本与国际接轨,但我国地域辽阔,各地区发展不均衡,出生人口众多,不可能所有的孕妇都去大城市医院做大畸形筛查。因此,大量的孕妇是在基层医院产检分娩,大量的筛查超声由基层医院完成,单靠几家大医院不能降低出生缺陷率。

开展超声畸形筛查工作并不容易。首先从不会到会,然后因为漏诊而不断谨慎;难免又受挫,再到重新学习。如此反复,技术才能提高。医生要明白,理论知识的积累一定也不能缺少,包括看书、参加各种学术活动、学习别人的技术经验。医学永远在进步,要保持不断学习的习惯才能跟上新形势、新发展。

(严英榴　朱　晨)

—— 专家简介 ——

严英榴

严英榴,复旦大学附属妇产科医院教授,长期从事妇产科超声诊断工作,专攻胎儿超声、产前诊断及宫内治疗,在我国产前诊断的初始阶段,首先将国外的先进技术引入国内,培育国内专业人员。在学术大会或学习班上授课200余次;主编参编多本专业书籍及发表学术论文;承担并完成了国家科技部863重大科研课题。

七、乳腺肿瘤为什么适合选择超声检查

乳腺癌已经成为女性最常见、发病率最高的恶性肿瘤,而乳腺癌早期发现、早期诊断和早期治疗具有较高的治愈率和生存质量。随着人们生活水平提高,健康意识不断增加,乳腺检查逐步成为早期发现乳腺癌的主要方法。乳腺癌的早期发现和早期诊断的方法包括妇女的日常自我检查、医师的手工检查、乳腺红外线成像检测、超声技术、乳腺 X 线检查技术以及磁共振检查等,其中手工方法检查、超声和乳腺 X 线检查技术应用最为广泛。

超声就是一种声波,但由于声波频率远远超出我们耳朵能听到频率范围,故称之为"超声"。声波在我们的日常生活中无处不在,是人与人之间交流的方式之一。正常情况下,我们能听到的声音频率是 20~2 000 赫,当声音的频率大于或低于这一频率范围时,我们的耳朵就不能听到。大于 2 000 赫的声波就称为超声波。所以,也可以说超声就是一种声音,是我们听不见的声音。

医学上利用声波在遇到不同组织(相对于声波)界面时发生反射、折射的原理,以高频率的声波观察人体的器官,并发现疾病、肿瘤的存在。因此,超声检查中要发现肿瘤存在,其肿瘤大小必须要大到一定程度,这与使用的超声频率有关。一般频率越高分辨力越高,可以发现的肿瘤越小,但能够看到的深度越小。这日常工作中,选择什么频率进行检查是根据检查部位决定的,乳腺位于人的体表,可以选择更高的超声频率,因此,能检测到较小的病变区域,从而成为乳腺癌早期发现的方法之一。

超声在检查时利用的是不同界面对声波的反射,就像我们用眼睛看东西是因为不同东西表面将光线反射到眼睛一样。超声波在传播过程中遇到气体和液体形成的界面时候,类似光线传播中遇到镜子,将发生的全部声波(光线)反射回来,从而导致界面后方的东西(组织和脏器)不能看到。因此,超声无法检查肺、肠道等,除非使用特殊设备。

超声波在骨头中传播过程中,可能导致大量的能量消耗。类似光线在雾天空气中被大量吸收,我们不能看得很远一样,超声在经过骨头时,其后方的结构(包括骨头内部)我们同样不能看清楚。

超声可以根据肿瘤的大小、形态、内部是否有回波信号等信息判断病变的性质,如判断囊肿和实质性病变,从而为诊断提供信息,这是超声诊断的基础。此外,超声新技术的不断应用,可以反映器官或肿瘤中的其他信息。如彩色超声可以显示血管是否存在、血管在哪里、血管中血液流动情况等信息,弹性超声可以了解肿瘤的硬度,从而类似医师的手诊检查。弹性超声是一种新技术,是用超声来评估组织和器官硬度的方法。物质的弹性是指受到一定压力后变形、当压力撤除后能恢复原样的能力。弹性超声就是利用这一机制,观察病灶在受到一定压力(外来或内在)后的变形和恢复能力,从而判断病灶的可能性质,辅助临床进行诊断和治疗评估的新方法、新技术。

因此,超声检查可利用各种超声技术对乳腺中可能的肿瘤进行观察,并测量大小、评估肿瘤的性质,从而完成诊断。大部分乳腺肿瘤超声可以显示,但部分乳腺肿瘤需要超声检查和其他检查方法联合应用。极少数情况下,肿瘤仅仅在显微镜下方可显示的。所有的检查可能均会漏诊,这也是需要反复检查和随访的因素之一。

总之,超声作为一种声音,在乳腺肿瘤的发现和诊断方面有其优势和不足,但其对人体的危害极小,便于多次检查和随访,已经成为人们看病过程中不可或缺的检查手段。

(常 才)

— 专家简介 —
常 才

常才,复旦大学附属肿瘤医院超声医学科主任,教授,《肿瘤影像学杂志》主编。曾任中华医学会超声医学分会副主任委员,中国医师协会超声医师分会副会长,中国生物医学工程学会超声医学与工程学会主任委员,历任上海市医学会超声医学专科分会副主任委员、主任委员。

八、乳腺癌离我们有多远

在临床工作,常会听见来检查的患者说:听说身边的人又查出乳腺癌,赶快来检查一下。确实,目前乳腺癌在上海已居女性癌症发病率首位,且我国乳腺癌的发病高峰正趋于年轻化,患者越年轻,预后也会越差。所幸目前国内大医院的治疗水准已趋国际先进水平,早期发现的乳腺癌治愈率很高,甚至可达到100%,而且早发现还有机会行保乳手术,对患者的预后及术后生活质量的提高都很有帮助。

那么如何早期发现乳腺癌呢?目前乳腺癌筛查最常用临床检查、超声检查及钼靶摄片,必要时行乳管镜或磁共振(MRI)检查。钼靶对细钙化很敏感,因为有部分早期乳腺癌可仅表现为成簇的细钙化灶,因此钼靶可帮助早期诊断。但是年轻妇女的乳腺组织容易受放射线损伤,同时东方女性乳腺组织较致密,会降低诊断敏感性,因此35岁以下的女性常不主张钼靶检查。超声检查无痛、无辐射、无副作用,适用于任何年龄段女性,包括青春期、哺乳期、假体植入术后及乳腺切除术后的患者,可明确绝大部分乳腺肿块性质,并可作为随访的最佳方法。缺点是超声检查对细钙化不甚敏感。乳管镜适用于有乳头溢液的患者,可肉眼直接观察导管内几个毫米的微小病灶。磁共振对诊断乳腺癌具有较高的敏感性和特异性,可能发现更多的潜在病灶。缺点是价格较贵,且检查较费时,因而不能作为一项常规检查。另外,一些实验室检查如肿瘤标志物的检测也可帮助早期发现异常。

那么作为乳腺检查常规首选的超声,您了解多少呢?

首先,应该了解不同于普通的腹部超声检查,乳腺超声检查仪必须配备高频、高分辨力的超声探头,其探头频率一般为7.5~12兆赫。因探头频率越高,其对浅表组织结构的分辨力就越高,故乳腺超声检查又称为高频超声。目前超声已能检出3~5毫米的乳腺隐匿性微小病灶,甚至有可能识别小于1毫米的乳腺微钙化。

其次,乳腺超声检查可以观察乳房内部的整体情况,是否有肿块以及肿块的大小、形态、边界、内部及后方回声、微钙化等征象,以判断肿块的良恶性。对可疑恶性病灶,超声还可以观察腋下淋巴结有无转移。近年来,随着彩色多普勒血流显像、超声造影增强显像、超声弹性成像、三维超声等新技术的发展,超声对诊断乳腺癌,尤其是早期不典型乳腺癌甚至乳腺癌前期病变的诊断率也不断提高。

　　临床上有些患者会问：医生，您这个是彩超检查吗？怎么屏幕上看上去是黑白的？那么到底什么是"彩超"呢？彩超，医学上称为彩色多普勒血流显像，是在二维灰阶超声图像(即黑白B超检查)的基础上，运用彩色成像模式实时显示血流的方向和相对速度的超声诊断技术。黑白超被用于显示组织的结构，而彩超被用于评价其中的血管构造和血流供应情况。因此，彩色血流显像只是仪器上所配备的一项功能，当我们用黑白超发现乳腺有病灶时，可对该病灶区域进行血流显像，为医生提供一些良恶性诊断信息，并不是像彩色电视机那样显示五颜六色图像的意思。

　　乳腺超声检查较其他一些影像学诊断具有实时动态显像、简单易行、可近期反复检查、无创伤性等优势，适合任何年龄段、任何乳腺类型的女性，且无扫查盲区。超声的实时动态显像特点在乳腺疾病的治疗中亦显示出极大的优势，如乳腺纤维腺瘤微创手术、乳腺肿块活检、乳腺囊肿穿刺抽液、乳腺小病灶术前穿刺定位等都离不开超声的实时动态引导，乳腺介入性超声已成为临床不可或缺的诊治手段。

　　事实上，70%～80%的乳腺癌还是由不良的生活方式和环境引起。因此通过合理的饮食、运动和控制体重、改善生活方式、保持良好的心情，可以降低患乳腺癌的概率，而定期乳房体检及自检也是很重要的，能帮助及早发现异常，达到早诊断早治疗，改善预后的目的。由于乳房触诊需要较高的技术要求和经验，因此自检只推荐作为辅助手段，更重要的还是定期的医院正规体检。

　　乳腺癌似乎离我们很近，但尽量培养良好的生活习惯并定期体检，乳腺癌也可以离我们很远。

（王　怡）

○ 摘编自《关爱生命，关注健康——乳腺癌防治知识宣传手册》2012年

— 专家简介 —

王　怡

　　王怡，主任医师，博士生导师，现任中国声学学会生物医学工程分会主任委员，上海生物医学工程学会超声医学工程专业委员会副主任委员，复旦大学超声医学与工程研究所副所长。擅长综合运用灰阶超声、彩色多普勒血流超声、弹性超声、超声造影等多技术手段对乳腺、甲状腺良恶性肿瘤进行鉴别诊断，擅长超声引导下乳腺肿瘤麦默通活检微创术，超声引导下甲状腺结节细针穿刺细胞学活检术，擅长颅脑疾病的术中超声导航。

九、"高危"的胎儿畸形探查者

超声医生其实很像侦探,根据患者或者临床医生提供的一些"蛛丝马迹"(症状和体征),更多时候甚至是在无任何临床提示的情况下,在超声的黑白影像中寻找可疑的信号,锁定证据,发现异常。

超声医生,首先是一名医生,面对疾病,要有清晰的诊断思路。超声医生是机器的操作者,既要有外科医生的巧手,又要有内科医生缜密的思维。对于胎儿畸形的诊断,熟练的操作手法和清晰的诊断思路缺一不可。

孕中期胎儿畸形的超声筛查,是产前检查中最重要的检查之一。只要是在正规产前诊断中心建卡、预约分娩的孕妇,都会在合适的孕周(20~24 周)安排这项检查。

国际妇产科超声协会(ISUOG)对于孕中期超声大畸形筛查的标准切面有严格的指南,必须按照指南操作才能尽可能地减少漏诊和误诊。而准确地显示这些标准切面并不容易,由于胎儿在宫内的姿势和体位多变,加之大畸形筛查的切面包括从头到脚有几十个项目,普通超声医生即使经过很多年的学习和实践,也要在胎儿体位合适的情况下才能清晰地显示这些切面。

有一位外地转诊的孕妇,孕 13 周时 B 超诊断是胎儿颈部水囊瘤;孕 19 周时复查水囊瘤明显缩小,几乎看不到了;孕 21 周时检查发现胎儿偏小,侧脑室扩张,外院考虑"胎儿生长发育迟缓"。我们会诊时是孕 28 周,经过详细检查后发现,问题并不是只有"胎儿偏小",还有"香蕉小脑"、后颅窝消失、室间隔缺损、极小型脐膨出、双足内翻等其他问题。而根据特征的"香蕉小脑"和后颅窝消失,想到了"脊柱裂",于是按图索骥,在胎儿的骶尾部找到了不到 1 厘米的皮肤缺损,这种没有突出体表包块的小型开放性脊柱裂是很容易漏诊的。找到的证据多了,"侦探"断案也就能更加地接近真相——这个胎儿很可能是染色体异常——18三体综合征,建议孕妇做羊水穿刺检验染色体核型以确诊之后做出最后的选择。而孕妇认为孕19周时当地B超医生说颈部水肿没有了，孩子就是长好了。其实，孕早期颈部水肿就是一个提示胎儿异常的信号，随着孕周发展水肿可能消退，但是危险因素并没有消除，而多部位异常的同时存在就是提示染色体异常的综合信号，医学上叫做18三体综合征。

后来电话随访这个孕妇，她已经回老家做了引产，没有做羊水穿刺，引产后也没有做尸体解剖。孕妇说，肉眼看孩子屁股后面有个"小黑洞"（脊柱裂），并且双脚也有异常。

这样的例子在中国并不少见，在发现胎儿异常之初，孕妇及家属总是不相信医生说的，怀疑医生是不是看错了？是不是水平不够高？然而，他们又往往因各种顾虑而不接受羊水穿刺和尸体解剖的确诊方法，甚至有些孕妇留下错误的电话号码或者不接受随访。在胎儿畸形筛查的岗位上，很少会有鲜花和掌声，即使超声医生的诊断是准确无误的，也基本没有孕妇或者家属会来感谢。而稍有疏忽，哪怕是很小的失误，都会招致孕妇及家属的投诉、谩骂甚至威胁。所以毫不夸张地说，产前超声筛查就是一项高危职业。

虽然这是一项高危职业，也有很多不为人知的辛苦，但是我们依然热爱这个岗位。每天打开屏幕，探头扫查的过程宛如侦探查案，有的畸形容易发现，有的畸形十分狡猾，所以检查每一个胎儿都不能有丝毫松懈。争取不放过一个"坏孩子"，也不错判一个"好孩子"，这是超声医生的职责，也是挑战。

（朱　晨　任芸芸）

— 专家简介 —

任芸芸

任芸芸，医学博士，主任医师，博士研究生导师。擅长胎儿畸形产前超声诊断、妇科疑难疾病超声诊断等。中华医学会超声医学分会妇产超声学组副组长、上海市医学会超声医学专科分会委员及妇产科学组组长。

CHAPTER TWO

2

问 名 医

超 声 应 用

1. 超声有哪些重要功能

超过人耳听阈的声波叫超声,将超声应用于疾病的诊断即为超声检查,包括常用的二维超声和彩色多普勒超声(大家口中的 B 超和彩超)、M 型超声心动图以及较新颖的三维超声、超声造影及超声弹性成像等。

临床上 B 超与彩超常被联合使用,这是最普遍的检查手段。简单来说,B 超主要用于发现病变并观察病变的形态结构,彩超则用于观察血流情况。只有充分结合病变的 B 超和彩超检查,才有可能提高疾病的诊断准确性。

超声造影同样是对病变血供的观察,但和彩超相比却大大不同,彩超对极微小的血管、极低速的血流无能为力,但超声造影却可以观察到病变内毛细血管的血流灌注情况。三维超声和超声弹性成像则分别对病变立体性和软硬度方面的特征做出了补充。

超声检查作为一种诊断手段,其临床应用非常广泛,上至颅脑,下到下肢血管,几乎涵盖了身体的大部分组织器官,包括我们比较熟悉的浅表器官如甲状腺、乳腺等,最基本的消化器官如肝脏、胆囊、胰腺、脾脏等,常规的泌尿生殖器官如肾脏、输尿管、膀胱、前列腺、子宫、卵巢等。除了传统的全身各脏器系统的检查外,超声还可以用于一些肌肉骨骼系统、血管、神经疾病的检查,甚至是皮肤的检查。另外,超声可以引导一些穿刺活检,如肝脏、甲状腺、乳腺、前列腺等肿瘤的穿刺活检,最终可以获得有"金标准"之称的病理诊断。

超声不但可以用于疾病的诊断,为临床提供诊断依据,还可以用于治疗中,可以引导甲状腺结节的射频消融、肝脏肿瘤的射频消融以及胸腹腔积液的置管引流,以及引导胆道、肾脏、膀胱的穿刺造瘘等。

超声在疾病的诊疗过程中扮演着重要的角色,有着关键的作用。就拿目前越来越受群众关注的甲状腺结节来说,超声可以发现甲状腺结节,对结节进行科学的良恶性风险评估,必要时可以在超声引导下进行穿刺活检以确定良恶性。有些结节不一定非要外科手术,通过超声引导下的消融治疗即可。即使是手术切除后,超声也可以用于肿瘤复发、相关淋巴结转移的监测。

(徐辉雄)

徐辉雄

徐辉雄,主任医师,教授,博士生导师,同济大学附属第十人民医院超声医学科主任,上海市甲状腺疾病研究中心副主任。中华医学会超声医学分会青年委员会副主任委员,中国抗癌协会肿瘤影像专业委员会副主任委员,上海市医学会超声医学专科分会青年委员会常务副主任委员。擅长腹部及浅表器官超声诊断,尤其擅长运用超声造影、弹性成像、超声介入等新技术诊断疑难杂症。

2. 超声检查对人体有害吗

作为一名超声医生,一定经常会听到患者或家属问:"做超声检查对人体有害吗?"有的患者很抗拒做超声检查,特别是个别孕妇,甚至会不停地催促医生快点完成检查。其实,超声检查是非常安全的。

不同于 X 线和 CT 检查,超声检查利用的是超声波(声波的一种),不会产生放射性损害。现代的超声仪器发射超声波是采用脉冲式的发射法,发射时间短、间歇时间长,所以产生的能量很低,对人体无害,我们称之为"无创性"检查法。超声检查时,除了涂抹一点耦合剂使患者感到有点凉外无任何不适,我们称之为"无痛苦"检查法。超声探头在患者的皮肤上滑动,就可以检查心脏、肝胆胰脾肾、胎儿等等,而且可以迅速得到诊断结果,这是其他任何检查都难以达到的。超声检查的范围很广,从头到脚,包括心脏、消化及泌尿系统、妇产科及男科、浅表组织、血管、肌肉、骨骼、神经等等。因此,它是无射线、无创伤、无痛苦、迅速、有效、应用范围广的检查方法。

目前国内外研究的结论是基本一致的:医用超声诊断技术的广泛应用,包括对怀孕妇女的检查,不会对人体造成伤害。在运用超声诊断的几十年中,始终未发现超声诊断设备对患者或医生产生任何有害作用的证据。

(徐辉雄)

3. 超声检查前需要做哪些准备

超声科几乎每天都会发生这样的情况:来做腹部超声检查的患者没有空腹,来做膀胱超声检查的患者没有憋尿。当医生告知患者这些检查需要提前准备、满足条件才能查清楚时,有些患者懊恼不已,觉得时间都被耽误了,也有个别患者表示不理解、不配合,非要即刻检查不可,而不知道这会大大影响诊断的效果。

由于超声检查相对安全、方便、灵活,大多是不需要做特殊准备的。但是为了获得最佳的诊断效果,也有部分检查项目还是需要提前准备的,具体需要做哪些准备根据相应的检查部位来决定。

首先,超声检查最容易受气体的干扰,因此在腹部检查之前,受检者需禁食8小时以上,减少胃肠道的内容物和气体的干扰,同时保证胆囊和胆管内胆汁充盈。通常在前一天晚饭后开始禁食,第二天上午空腹检查最佳;由于X线胃肠造影的钡剂等造影剂会影响超声检查,应在X线胃肠造影3天后、胆道造影2天后才能再做超声检查;另外,对于腹部胀气明显,严重影响胆囊、胆管及胰腺图像观察者,可给予服用乳酶生片剂等益生菌,3天后检查;胃镜、结肠镜检查者也需3天后才能做超声检查。

B超检查膀胱、经腹做前列腺、经腹做妇科及小于3个月的妊娠检查时,则需要充盈膀胱。检查前1～2小时适量饮水,不能将尿排出,使膀胱适度充盈,以利于检查。怀孕3个月以上者产科检查不需要做特殊的准备,但妊娠中晚期怀疑前置胎盘者,仍需饮水充盈膀胱后再做检查。

心脏、四肢血管、甲状腺、乳腺、胸水及妇科经阴道检查和经颅多普勒超声检查,均无需特殊准备。

(徐辉雄)

4. 超声检查时涂在身上的是什么东西

生活实例

超声检查室里,经常会看到做完检查的患者一个劲儿地用纸擦,还要小小抱怨一下:"医生啊,这涂的什么东西呀?是油吗?黏糊糊的,好恶心哦!""医生啊,这个东西弄在衣服上会留污渍吗?""医生啊,我皮肤不好,涂的这个东西会有影响吗?"

做超声检查时,涂在患者身上的东西叫做耦合剂。为什么必须涂这玩意儿呢？当然是出于检查的需要。首先是要隔绝空气：因为超声波从医生手上的探头内发出，如果探头与皮肤之间存在空气，声波遇到空气折回，无法进入人体内传导，就无法产生检查的图像。因此超声检查时，医生要将耦合剂涂在被检查者皮肤表面，充填探头与皮肤间的微小空隙，以达到隔绝空气的效果。其次是起到"过渡"作用：不同介质具有不同的声阻抗，两种介质的声阻抗差值越大，超声波反射越强。通过耦合剂减小探头与皮肤之间的声阻抗差值，从而减小超声波能量在这个界面的反射损失，最终可以获得较高质量的超声图像。另外，耦合剂还能起到润滑作用：减少探头与皮肤之间的摩擦，这样超声医生就能灵活地滑动探头，想检查哪里就滑到哪里。

医用耦合剂不是油，而是一种由新一代水性高分子凝胶组成的医用产品。pH值为中性，对人体无毒无害，对皮肤无刺激性，无过敏反应，不易干燥，不易酸败，无油腻性，可湿润皮肤但不被皮肤吸收，无腐蚀性，不污染皮肤和衣服且易擦除。所以大家在做超声检查时，根本不用操心涂在身上的"糊糊"。

（范培丽）

5. 明明是彩超检查，怎么屏幕却是黑白的

在超声检查室，经常会听到患者或家属带着疑惑的语气问超声医生："不是说做彩超吗，怎么屏幕还是黑白的呢？"没错，这确实就是货真价实的彩超。

老百姓会提出这样的疑问也很正常，因为他们是用自家的电视机做比较。早年间看的是黑白电视机，现在看的是彩色电视机，差别一目了然。但超声仪器设备与电视机完全不同，彩超检查时屏幕上出现的图像不可能像电视机那样色彩斑斓。

B超检查时探头先向人体组织发射超声波，然后接收各层组织分界面反射或散射的回波，再进行信息处理和图像显示，用不同亮度的光点表示回波信号的幅度大小，回波信号强则光点亮（白），弱则暗（黑），来传达人体组织和脏器的解剖形态结构方面的信息。

彩超检查是在B超检查的基础上加入多普勒技术，以获得人体组织和脏器内的血流信息，用不同的颜色（红、蓝、绿三种基本色）和不同的亮度来表示，并实时叠加在B超的黑白图像上。

所以，超声检查的基本图像是黑白的，只有在需要获取血流信息时才会利用到多普勒技术，血管所在区域才显示为彩色。超声医生则需要结合黑白的人体

解剖形态结构和彩色的血流情况来综合分析、做出诊断。

（范培丽）

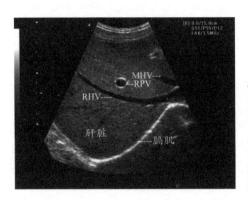

◀ 左图为黑白超声图像显示肝脏的解剖结构。肝脏呈均匀细密的灰色，黑色管道结构是肝脏内的血管（RHV 为肝右静脉，MHV 为肝中静脉，RPV 为门静脉右支）

6. 什么是经阴道/直肠超声检查

一般大家都认为，超声检查就是医生在被检查者皮肤上涂点耦合剂，然后拿探头在皮肤上滑来滑去就好。经阴道/直肠超声检查则是要把探头放到阴道/肛门内，目前应用已越来越普遍，但是许多人对此仍不熟悉。

与传统经体表的超声检查不同，经阴道/直肠的超声探头呈细长的棒状，医生在探头外套上隔离套(一次性使用，一人一套，目前大多数使用的是避孕套)，然后伸入被检查者的阴道/肛门内，从而更清晰地显示宫颈、子宫、输卵管、卵巢、前列腺、精囊腺等器官，发现这些器官内较小的异常，更有利于做出诊断。

那么，哪些人需要做经阴道超声检查，哪些人需要做经直肠超声检查呢？已婚、有性生活史的女性需检查宫颈、子宫、输卵管、卵巢等时，首选经阴道超声检查，尤其是对于临床怀疑子宫内膜病变、宫外孕的患者，经阴道超声检查较经腹部超声检查具有更高的准确性。对于未婚、无性生活史的女性，如果怀疑多囊卵巢综合征等妇科疾病，而经腹部超声检查无法明确时，可以做经直肠超声检查。临床医师直肠指摸触摸到前列腺可疑结节，或者验血发现 PSA(血清前列腺特异抗原)增高的男性患者，经直肠超声检查比常规经腹部超声检查对可疑结节的诊断准确率更高。

此外，经直肠超声可以引导前列腺穿刺，准确定位，避免损伤周围组织和血管，并可望提高穿刺阳性率。

做经阴道/直肠超声检查无需大量饮水憋尿，相反地，检查前最好能排空尿液。为了避免肠道胀气对检查的影响，当天检查前最好能排空粪便。

特别 提醒

　　经直肠超声检查没有特别的禁忌证。而未婚、没有性生活史、月经期、有阴道畸形及严重阴道炎症的女性不宜做经阴道超声检查。

（范培丽）

7. 超声造影剂对人体有伤害吗

　　大多数患者在听到"超声造影"这个名词时都感到有点神秘：只听说过 CT、磁共振检查可以增强造影，超声怎么也可以造影呢？超声造影也要打造影剂吗？这到底是怎么回事？

　　超声造影是利用造影剂提高超声诊断的分辨力、敏感性和特异性的技术，整个检查过程相当的短暂，10 分钟左右即可完成，是一项无创、无电离辐射的新型影像学检查方法。超声造影技术已成为超声诊断的一个十分重要和很有前途的发展方向。

　　超声造影剂是一种可通过肺循环的微气泡混悬液，当人体血液中注入了微气泡后，血流信号得以明显增强，从而显著改善小血管和低流速血流信号的显示，为诊断提供更为丰富的血流信息，使医生能够实时、动态地观察正常组织和病灶的血流灌注，提高超声诊断的准确性。

　　目前国内超声造影使用的造影剂是一种非常安全的微泡悬浮液制剂，微气泡的平均直径比红细胞还小，通过呼吸就可以排出体外（15 分钟后几乎所有的气体均已排出）。由于该产品所有成分均是无毒的，所以不良反应发生率极低，无肝肾毒性和心脏毒性，超声造影检查是一项安全可靠的临床诊断技术。

　　超声造影最大的优势就在于，增强的同时能实时动态扫查，这一特点有助于医生对病灶进行鉴别诊断，以及发现更多、更小的病灶（尤其毫米级的肿瘤病灶）。

　　另外，作为一项无创伤的、无电离辐射的新型影像学技术，且短期内可重复检查，它在肝脏等脏器的肿瘤介入治疗全程均具有很大的作用，治疗前有助于明确诊断并确定病灶数量及具体所在的位置，治疗中可以评估是否已经彻底消灭了局部的肿瘤组织，治疗后能对疗效进行监测评估。

（徐辉雄）

8. 什么是 E 成像

E成像(即二维实时剪切波弹性成像)是通过对组织进行定量检测,反映组织弹性大小,并通过不同的颜色和组织硬度值来反映组织软硬程度,使医生可以快速得到人体组织的硬度数值,通过分析这些硬度数值来辅助诊断疾病的一种方法。

E成像检查时探头放在体表,首先进行常规超声检查,选取感兴趣区,切换至弹性成像模式,不施压;嘱患者安静、平稳呼吸,静置数秒,至图像上彩色填充完全为止。

E成像具有无创、快捷、安全无辐射的优点,又能提供传统影像学所不能提供的组织硬度信息。

E成像较早应用于乳腺疾病的诊断,在乳腺结节良恶性的判断方面显示出了较好的应用前景。由于乳腺内不同组织弹性值各不相同,有研究表明,从大到小依次为浸润性导管癌、腺病、腺病伴纤维腺瘤形成或导管内乳头状瘤、纤维腺瘤、腺体及脂肪。从而能更全面地定位病变及鉴别病变性质,丰富了疾病的诊断信息,拓宽了超声诊断思路,避免不必要的有创性检查。

另外,E成像在甲状腺结节、颈部淋巴结疾病、宫颈疾病诊断中也有应用。E成像还结合常规超声用于肝脏纤维化、肝脏肿瘤及前列腺肿瘤等的诊断,取得较好的应用前景。目前很多医院都开展了E成像的检查。

(徐辉雄)

9. 融合导航为什么能提高诊断率

"融合导航"对于患者而言是陌生的,甚至对于奋战在临床一线的超声医生来说也不一定都了解。

通俗地讲,"融合导航"就是患者先接受增强 CT 或增强磁共振(MRI)检查,然后将获得的影像刻录在光碟中,再将光碟插入超声机器里,利用软件将超声图像与增强 CT 或增强 MRI 的影像融合在一起。可以理解为将一张纸(常规超声图像)精确地贴合在另一张纸上(增强 CT 或增强 MRI 影像),那么整个脏器就匹配成功了。

当超声探头移动时,增强 CT 或增强 MRI 的图像也跟着相应地移动,移动到增强 CT 或增强 MRI 显示病灶的部位,尽管常规超声上可能看不见病灶,也可以对着这个部位进行操作(穿刺活检或介入治疗),可以提高疾病的诊断及治疗效果。

目前融合导航主要用于肝脏肿瘤的诊断和治疗,以及超声引导下的前列腺穿刺活检等方面。比如较小的肝脏肿瘤在超声上表现不明显,利用导航可以对这类肿瘤进行较好的诊断,同时也可以准确地对其进行治疗,如射频消融,可以提高诊断和治疗的效果。传统的前列腺穿刺是根据前列腺的大小均匀地在前列腺癌的好发部位进行穿刺,容易漏掉一些部位。融合导航后,既可以对前列腺进行常规的穿刺活检,又可以针对性地对可疑区域进行活检,可以提高前列腺癌的诊断率,降低漏诊率,减少患者多次穿刺的痛苦,同时也可以早期诊断与治疗,延长寿命、提高生存质量。

(徐辉雄)

10. 哪些情况需要介入超声诊治

大凡有过看病经历的人对超声检查多有了解,但对于介入超声的用途却知之甚少。何为介入超声?介入超声即利用我们平时使用的超声仪器作为导向,将各种穿刺针或引流管等插入病灶内,来完成穿刺活检、肿瘤消融、局部注药、抽液、抽脓及引流等多种微创手术,达到诊断及治疗疾病的目的,是目前临床科室诊治疾病中不可缺少的方法之一。

那么,大致哪些情况下需要或可以做介入超声呢?

当发现肝、肾、肺、纵隔、甲状腺、乳腺及其他部位的肿块,但不能明确是否为恶性肿瘤时,可进行超声引导下穿刺活检,以替代过去必须外科手术切除才能获得组织标本,用创伤小得多的方式同样可以得到病理诊断。

当身体各部位如胸腔、腹腔、心包腔、关节腔及手术区域等出现不正常的液体时,可进行介入超声穿刺抽液。抽出的液体可进行各种化验,从而能明确积液的原因,指导治疗。如积液量大或感染,不易抽净,还可在超声引导下插入引流管,从而间断或不间断地引流。根据需要,尚可从引流管内注入抗生素等药物达到更好的治疗作用。

当肝囊肿、肾囊肿增大产生压迫症状时,可在超声引导下穿刺,将囊液抽净后注入无水乙醇等硬化剂治疗。真正达到"一根针,几支药,烦人囊肿不见了"的疗效。

小肝癌的无水乙醇治疗、射频消融、微波治疗等都可通过超声引导来完成。当肝癌切除后复发、肝硬化严重或转移性肝癌不能耐受手术时,可进行介入超声局部消融治疗,达到微创消灭肿瘤的目的。

还有,肝脓肿的穿刺抽脓、肾积水的穿刺引流及阻塞性黄疸的引流等,无不可以通过超声引导来完成。而且,介入治疗还有更多的优点,如操作简便安全、患者损伤小、痛苦少、恢复快。因此,目前介入超声几乎在临床各科都有广泛应用。

(张　晖)

—— 专家简介 ——
张　晖

张晖,复旦大学附属中山医院超声科主任医师。兼任中山医院南院影像科副主任、超声科主任。擅长淋巴瘤的诊断、介入超声及其在艾滋病合并症中的应用。

11. 穿刺活检会造成肿瘤转移吗

不少患者可能曾经听说过甚至经历过"穿刺活检"。他们中的大部分对这四个字心生抵触,这并不奇怪,主要是人们对它还不甚了解。作为一种现代微创医学技术,人们今后会越来越多地与之相遇。

简单地说,穿刺活检就是使用具有针一样形状的医学器械透过患者的皮肤或者自然体腔(比如胃、直肠、阴道等)的内表面,扎入需要到达的目标内,取出组织进行病理检查。病理诊断对病因的确定、后续治疗方法的选择起着关键作用,相对于外科手术开放活检而言,穿刺活检具有方法简便、只需局部麻醉、损伤小、出血及感染机会少等优点,是得到病理诊断的安全、有效途径。目前,超声医生还可以借助超声实时引导,使穿刺针尖准确进入病灶内,并且成功避开重要结构,实现了动态监测、精确定位、精准穿刺,进一步保证了穿刺活检的成功率和安全性。

穿刺活检虽然创伤轻微,但还是有创伤的,理论上讲也有可能造成肿瘤细胞发生脱落、沿着穿刺针道播散。针对这个问题,穿刺针制造工艺也在不断地改进,比如针做得越来越细,针的表面做得越来越光滑,其目的就是要尽最大可能减少细胞的脱落和播散。

那种"穿刺操作不会造成肿瘤细胞脱落、播散"的观点是不科学的,也不符合实际。但是,肿瘤细胞脱落、播散是否一定会造成穿刺针道甚至更远的地方出现肿瘤转移呢? 虽然不是绝对没有,但统计发现对于甲状腺乳头状癌、滤泡状癌,穿刺导致的转移概率是微乎其微的。并且肿瘤细胞的转移是一个非常复杂的过程,肿瘤细胞种植不等于就可以形成新生的肿瘤。许多肿瘤在刚发现时(还没有经过任何穿刺或手术操作)就已经发生远处转移了,而许多肿瘤即使穿刺活检后经过 10~20 年的随访也未见转移。因此,患者不需过分担忧,更不必拒绝这项利远大于弊的微创诊断技术。

(章建全)

—— 专家简介 ——
章建全

章建全,海军军医大学附属长征医院超声诊疗科、超声医学教研室原主任、硕士生导师。中国抗癌协会肿瘤微创治疗委员会甲状腺热消融学组主任委员,上海市医学会超声医学分会介入学组组长、解放军超声医学委员会介入学组副组长、上海市超声医学工程学会浦江分会主任委员。擅长甲状腺结节、甲状旁腺结节、乳腺结节、淋巴结肿瘤的热消融治疗,乳腺良性结节旋切治疗,非血管超声造影诊断等。

12. 超声引导下穿刺引流有什么优势

"穿刺引流"的全称为经皮穿刺引流术。当人体的管道、体腔或组织器官内存在病理性积液、血肿、脓肿或胆汁、胰液、尿液等体液出现淤积,不能通过自身顺畅排出时,就需要利用穿刺针和引流导管等器材,进行穿刺抽吸、引流,达到减压和治疗的目的,通常需要在影像设备的引导下进行,这一过程即称为穿刺引流。

在临床工作中,超声引导下的经皮穿刺引流使用最普遍。超声能够清晰显示病灶中聚积的液体和穿刺引流所使用的针具,可以动态实时观察穿刺针的进入过程。在穿刺的途径上有可疑的血管时,医生还可以使用彩色多普勒进行观察确认,并及时调整进针方向,避开血管,减少出血风险。因此,超声引导下经皮穿刺引流具有实时观察、定位精准、可调控、出血风险小的优点,是一种简便、安全、实用、有效的方法。

经皮穿刺引流术常常用于治疗全身各部位的脓肿或囊肿、胸腔积液、腹腔积液、心包积液、胆管梗阻、胆囊积液、肾积水、颅内血肿等。在进行引流时,医生不但可以对抽出的液体进行化验,检测其化学成分、寻找细菌和脱落的肿瘤细胞等,协助诊断和指导后续治疗,也可以通过引流导管向病灶内部注射药物,进行局部治疗,还可以使用负压吸引使液体引流得更彻底,最终达到减压、消炎、闭合囊腔等治疗作用。

(章建全)

13. 发现囊肿怎么办,穿刺硬化是首选

随着健康体检的普及化和超声、CT、磁共振等现代影像检查的常规化,"囊肿"这一名词出现的情况越来越多,比如肝囊肿、肾囊肿、卵巢囊肿、乳腺囊肿等等。一个"肿"字令人们不由地将它们与肿瘤联系在一起,于是焦急、担忧、甚至恐慌接踵而来。其实,此"囊肿"多数并非彼"肿瘤"。

简明地说,囊肿就是一个封闭的"水泡",如同充了水的薄壁气球。囊肿的外壳是纤维性囊壁,囊腔内充满清亮无色或淡黄色、无菌、富含蛋白质的液体,称之为囊液。囊肿在全身各种组织中均可以发生,但是最常见的还是肝脏、肾脏、卵巢、乳腺等,是一种常见病、多发病。囊肿大小差异较大,可从数毫米到数十厘米。小囊肿一般没有症状,但是5厘米以上或者位置特殊的囊肿可能导致压迫症状,比如引起肝区、肾区酸胀,胃部饱胀,下腹部胀痛等等。检查出囊肿不要紧张,但是向医生咨询、定期的超声检查还是有必要的。

迄今为止,囊肿的形成机制尚不明确,没有有效的药物可以治疗。处置原则主要是清除囊液,破坏囊壁,使之缩小、不再生长。从治疗过程的简洁性、对患者的创伤程度大小、住院时间长短以及对其他新生成囊肿的再次治疗而言,超声引导下穿刺硬化治疗当属首选。其机制是在超声引导和实时监测下将穿刺针置入囊肿内,抽尽囊液后注入无水酒精(乙醇)或聚桂醇,使囊壁上皮细胞变性坏死,失去分泌功能,最后将无水酒精抽出,从而达到以"针"代"刀"的治疗目的。与传统治疗方法比较,只需局部麻醉,患者痛苦小,费用相对低廉,住院时间短甚至多数可以不需要住院。目前,超声引导下穿刺硬化治疗适用于肝囊肿、肾囊肿、脾囊肿、卵巢囊肿(含巧克力样囊肿)、精索囊肿、乳腺囊肿、甲状腺囊肿、肠系膜囊肿等等。

(章建全)

14. 方兴未艾的肿瘤、结节热消融治疗

热是一种能量,使用热能促进健康、治疗疾病。早在公元前 400 年前后就由西医奠基人、古希腊医师希波克拉底进行了较好的尝试,比如利用火烤、浸泡温水浴等较为原始的方法治疗一些疾病。

现代物理科技、电子技术的巨大发展和进步,令热疗在临床医学中获得新的重要地位,尤其是用于肿瘤的治疗,改变了化疗、放疗一统肿瘤非手术治疗之天下的局面。其中,当以微波、射频和激光为主要的产热介质。通常,又将肿瘤的热疗称为热消融治疗,因而就有了微波消融治疗、射频消融治疗和激光消融治疗。

目前热消融治疗已经应用于甲状腺、胸部、肝脏、脾脏、肾脏、肾上腺、子宫、盆腔、软组织等多部位的肿瘤。对于恶性肿瘤,热消融不仅在肝癌的治疗中得到了广泛的认可,还可以用于治疗肺癌、乳腺癌、甲状腺癌、胰腺癌、前列腺癌、骨癌;对于良性肿瘤,热消融更加适用于甲状腺腺瘤、肝血管瘤、乳腺纤维瘤、子宫肌瘤等。

颇具特色的是甲状腺疾病的热消融治疗,借助高频彩超设备能够清晰显示甲状腺内部极其细微的病灶和治疗针,可以精确引导消融针到达病灶部位,使病灶受到热力的破坏而发生凝固坏死。在甲状腺结节发病率逐年上升、甲状腺疾病愈来愈受关注的现状下,热消融治疗为甲状腺结节患者提供了一个创伤小、精确度高、可控性强、并发症少、疗效显著、保护甲状腺功能、不破坏美观的绝佳选择,是传统开放性手术的良好补充,更是值得信赖的超微创治疗手段。

(章建全)

15. 射频消融是怎样"热死"肿瘤的

射频消融也属于热凝固治疗范畴,即利用高温直接使细胞凝固性变性,造成肿瘤细胞坏死达到治疗疾病的目的,目前较微波或激光消融临床应用更为广泛和常用。在超声引导下将多根射频消融针植入瘤体内,利用它们的热效应,使局部达到高温状态,即可直接杀灭肿瘤细胞。

射频消融的机制是利用射频消融针电极头部发出的中高频射频波,激发组织细胞进行等离子震荡,形成一个预定的球形或类球形凝固。在超声的引

导下将电极部位直接刺入病变组织内，可使病变组织内温度超过 60 ℃，此时细胞死亡，产生坏死区域；如局部的组织温度超过 100 ℃，组织发生凝固坏死，治疗时可产生一个很大的球形凝固坏死区，凝固坏死区之外还有 43～60 ℃ 的热疗区，在此区域内，癌细胞可被杀死，而正常细胞可恢复。同时使肿瘤周围的血管组织凝固形成一个反应带，使之不能继续向肿瘤供血，有利于防止肿瘤转移。

经皮超声引导射频消融治疗过程简单，治疗在局麻下或静脉麻醉下进行，因此是感受不到疼痛的，具有创口小、治疗时间短、安全系数高、体表不留瘢痕等特点，与传统的肿瘤治疗方法相比，其痛苦小、恢复较快，术后观察 1～3 天即可出院。对于恶性肿瘤结合化疗或放射治疗，可达到延长患者生命、提高生活质量、减轻患者痛苦的目的。

射频消融适用于实体性肿瘤的治疗，如肝肿瘤、肾肿瘤、肾上腺肿瘤、子宫肌瘤、甲状腺结节等。

（徐辉雄）

16. 身体上摸到的所有肿块都必须手术吗

随着人们健康意识的增强和健康体检的普及，自己或是由体检医生摸到肿块而来就诊的患者越来越多。身体上摸到肿块是不是都必须手术？对于普通大众而言，实在是难以抉择，有的患者期望通过食疗或吃药治好肿块，有的患者则执意非要手术切除才安心。

身体上摸到肿块究竟应该怎么办？首先应该到正规医院做一个超声检查，一般超声能够判断大部分典型的良性或恶性肿块。日常工作中常见的良性肿块有脂肪瘤、腱鞘囊肿、甲状腺腺瘤、乳腺纤维腺瘤、皮脂腺囊肿、腘窝囊肿等等。甲状腺或乳腺内看到实质性肿块，出现形态不规则、边界欠清、细小钙化等征象时则提示可能为恶性肿瘤。对于少数不典型的、不能确定良恶性的肿块除了密切观察外，还可以在超声引导下穿刺活检，进行组织或细胞学病理检查，明确性质。

在这里必须要纠正一个常见的错误观点："肿块大，危险；肿块小，不要紧。"肿块的良恶性不是由肿块大小而定，以甲状腺为例，经常发现甲状腺癌直径仅仅为几个毫米，而有些大到数厘米、甚至肉眼就可以看到颈部突起肿块者，有许多只是良性的甲状腺腺瘤或囊腺瘤。医生分析后，发现有些很小的肿块也可能会建议患者手术切除,而比较大的肿块却可以再继续观察,这取决于医师对该肿块良恶性的判断及手术对患者的利弊。

再澄清一个常常困惑大家的概念,"肿块钙化就是不好,就是生癌了"。由于有些甲状腺癌、乳腺癌病灶内常常伴有钙化灶,所以有些患者甚至临床医生只要一看到肿块内有钙化灶就非常紧张,就要手术切除。其实钙化并不是唯一的恶性征象,需要综合其他特征才能得出较为准确的判断。如果仅凭钙化就认定肿块是恶性的,则可能造成一些不必要的手术。

因此,身体上摸到的肿块可以分为三类考虑:良性肿块——小者观察,大者手术;恶性肿瘤——手术、放化疗等综合治疗;性质不定的可疑病灶——较大者手术,较小者密切随访或穿刺活检。当然手术的必要性还需要根据患者的年龄,肿瘤的恶性程度及患者的全身情况等综合因素判断。

(张　晖)

从|头|开|始

17. 视力突然下降需警惕视网膜脱离

如果您身边的亲戚朋友有眼前突然出现大量点状、条状、云雾状暗影飘动，某一方位持续闪光的症状，继而视力下降、视物变形，严重时视力可降至仅有光感或视力完全丧失，那就需要警惕是否发生了视网膜脱离。视网膜脱离是一种常见的、严重的、致盲性眼病，平时注意预防、早期检查诊断、及时手术治疗非常重要。

视网膜由神经上皮层与色素上皮层组成，发生视网膜脱离时两层分离，分离部分的视网膜无法正常感光，导致大脑接收不到眼部来的图像，进而引起视功能严重受损。其中，原发性视网膜脱离多存在高度近视、高龄等高危因素，而继发性视网膜脱离由糖尿病等全身性疾病以及眼部的其他疾病引起。

视网膜脱离可以通过超声检查诊断。您可能会疑惑："超声还能检查眼睛的毛病啊？从来没听说过嘛！"其实，眼球位于面部浅表，结构规则、分区清楚，内容多为液体，正是最适于超声检查的部位之一。而且超声检查迅速、简便，可重复多次，对人体无害，可以观察眼科多种疾病的眼内结构，甚至是非常复杂的情况，例如视网膜脱离、眼外伤、眼内肿瘤、眼内出血等。

目前用于诊断视网膜脱离的超声检查包括多种技术，有 A 型超声、B 型超声、彩色多普勒血流成像、频谱多普勒血流成像、三维超声成像等，它们的作用各不相同，各有特色。通过超声检查我们可以知道是否存在视网膜脱离，视网膜脱离的程度、范围等详细信息；了解与视网膜脱离相关的眼内其他状况、眼球内外的血流状况。超声检查所提供的这些信息，对后续治疗方案的制定、手术方式的选择、患者预后的判断等均有很大帮助。

另外，日常生活中的预防也是不可或缺的，平时用眼不宜过度疲劳，高度近视者需少提重物、少做剧烈活动、避免头部震荡，糖尿病患者则一定要控制好血糖、防止眼底病变。

（白　敏　刘海芸　杜联芳）

白　敏

白敏,上海交通大学附属第一人民医院超声科副主任医师,硕士研究生导师,上海市医学会超声医学专科分会浅表组委员,中国生物医学工程学会会员。擅长乳腺、甲状腺、眼、腹部及外周血管疾病的超声诊断,尤其对乳腺、甲状腺肿瘤的良恶性鉴别有较深研究。

18. 超声如何诊断腮腺肿瘤

有些患者偶然间摸到耳朵前面有一个硬块,不痛不痒,也不知道是什么时候开始长出来的,到医院做个超声检查,竟发现腮腺里长了个肿瘤。腮腺长肿瘤到底是什么情况? 不会是恶性的吧?

腮腺是人体最大的一对唾液腺,位于耳前,左右对称分布。腮腺肿瘤好发于中老年人,有多种类型,一般生长缓慢,绝大多数是无意中发现的。多形性腺瘤(即混合瘤)是唾液腺最常见的良性肿瘤,约占全部良性肿瘤的90%,其中85%发生在腮腺内。而黏液表皮样癌是腮腺最常见的恶性肿瘤。

对于腮腺肿瘤,超声检查可以做什么呢? 超声检查可以观察腮腺肿瘤的部位、数量、大小、形态、边界、内部结构以及肿瘤与周围组织的关系等,彩色多普勒超声还可以观察肿瘤内血流的多少及分布的特点等。在超声图像上,腮腺混合瘤多位于腮腺的浅叶,表现为腮腺内单个或多个类圆形、椭圆形或分叶形的肿块,边界清晰,多具有包膜,肿块内部回声不均匀,后方回声可增强,大部分肿块内可见中等量的血流信号;低度恶性的黏液表皮样癌超声表现与混合瘤相似,高度恶性者形态不规则,边界不清,内部回声不均匀,较大肿块周边及内部均可见较丰富的血流信号。

超声医生虽然可以根据肿块的超声图像特点做出初步诊断,但仅依靠超声检查仍无法对肿块良性或恶性进行明确诊断,确诊必须病理检查。

近年来,超声引导下穿刺活检依靠其定位准确、创伤小、可明确病理诊断等特点,已广泛应用于肿瘤的定性诊断中。

特别提醒

并非所有的腮腺肿块都可进行穿刺活检,如腮腺混合瘤,由于穿刺可导致肿瘤细胞种植,易引起复发,因而腮腺肿瘤还是建议手术完整切除为宜。

(熊　屏)

—— 专家简介 ——

熊　屏

熊屏,主任医师,硕士研究生导师,上海交通大学医学院附属第九人民医院超声科主任。擅长头颈颌面部及乳腺肿瘤、血管瘤、脉管畸形、甲状腺相关性眼病、各种皮瓣穿支的定位等器官的超声诊断。

19. 下颌包块忽大忽小,竟是得了结石

偶有患者因下颌摸到一个忽大忽小的包块来就诊。医生仔细询问病情后可以发现,当患者进食时,下颌处突然感觉胀痛,还能摸到包块。餐后稍事休息,胀痛感能逐渐自行缓解,包块似乎也随之消失。出现这样的情况,可能是颌下腺导管生了结石,需要做个超声检查。

颌下腺导管结石的形成与颌下腺的分泌液较黏稠、内含较多过饱和的钙盐及黏蛋白,导管较长及导管开口向上,异物容易进入等因素有关。临床医生可以直接检查患者的口腔,发现颌下腺导管开口处结石。但当导管开口处结石较小或结石位置不在开口处时,医生很难直接通过肉眼观察及触诊发现结石,此时可通过影像检查进行诊断。

在各影像检查中,X线片检查仅能显示部分结石;而X线涎腺造影在伴有颌下腺急性炎症时会导致炎症加重扩散,故禁忌检查;CT、磁共振对颌下腺导管结石的诊断虽有帮助,但费用较高。此外,X线和CT在检查时患者会暴露在X射线下,对人体有一定潜在伤害。而超声检查无创、简便、对软组织分辨率好,且对于结石具有特征性图像,故为首选的影像学诊断方法。

超声检查涎腺时嘱患者口含维生素C片或话梅、山楂等以刺激唾液分泌,使导管充分扩张,从而更易把导管内结石显示清楚。超声检查可多方位、多角度观察颌下腺,确定结石所在的位置及数量,判定颌下腺导管扩张的程度,同时能评估颌下腺感染及其周围淋巴结肿大的情况。另外,颌下腺结石往往伴有颌下腺炎,当炎症早期其腺体超声图像改变不明显,但随着病程延长,超声检查还可发现颌下腺体积缩小、腺体回声不均匀等慢性涎腺炎表现。

(陈红燕)

—— 专家简介 ——
陈红燕

陈红燕,主任医师,上海市闵行区中心医院超声医学科主任,现任上海市医学会超声医学专科分会青年委员会委员、中国超声医学工程学会浅表器官及外周血管超声专业委员会委员、上海市超声医学工程学会理事会理事等。擅长腹部及浅表器官的超声诊断,尤其是肿瘤性疾病的超声诊断及超声造影。

20. 超声如何侦查颈动脉斑块

大脑是我们身体的"司令官",而颈动脉是向大脑供应"粮食"的"高速公路"。颈动脉斑块是颈动脉粥样硬化的一种表现,就是一种与血脂异常及血管壁成分改变有关的动脉疾病。

超声是颈动脉斑块的首选检查方法,也是最重要的无创检测手段,不仅能及时发现颈动脉斑块,还可以检测斑块的范围、厚度及性质,区分硬斑、软斑或是混合性斑块(后两者更易脱落造成脑梗死)。除此之外,超声还可以监测动脉血管内的血流动力学改变,以此判断血管的狭窄程度,狭窄的范围和部位。

除了彩色多普勒超声检查之外,近年来发展的超声新技术对颈动脉粥样斑块的早期发现和诊断提供了更多信息。例如,超声造影的微血管成像技术,在发现粥样斑块内有无毛细血管方面有一定优势。有些粥样斑块内会有微血管的再生,这些毛细血管可促进斑块的发展,甚至诱发斑块内出血和斑块破裂,是发生缺血性脑卒中的重要危险因素之一,及时治疗、抑制斑块内血管生长,对稳定动脉粥样硬化斑块可能起着关键的作用。

颈动脉粥样硬化和年龄、生活习惯有很大的关系,所以要管住嘴,迈开腿,加上定期的超声血管检查,保持"高速公路"通畅,这样我们身体"司令官"得到充足的营养,才能好好工作。

(夏建国)

—— 专家简介 ——
夏建国

夏建国,副主任医师,上海交通大学医学院附属仁济医院南院超声医学科行政副主任。全面掌握超声技术在临床各科疾病诊断中的运用，擅长介入性超声的诊断和治疗。

21. 超微血流成像，发现不稳定斑块的"福尔摩斯"

颈动脉粥样硬化斑块的不稳定性是诱发缺血性脑卒中的重要危险因素。据统计，脑卒中患者中约30%由动脉粥样硬化斑块所致，但起决定作用的并非斑块引起的管腔狭窄，而是不稳定斑块的破裂。

与相对稳定的斑块相比，不稳定斑块内含有更多的新生血管，可促使斑块快速进展，甚至诱发斑块内出血、斑块破裂及其并发症发生。破裂斑块内新生血管密度为稳定斑块的4倍，不稳定斑块内的新生血管密度为稳定斑块的2倍，且新生血管常位于斑块的纤维帽、脂质富集区、炎性活跃区等部位。斑块的肩部作为破裂的好发部位，也是新生血管密度较高的部位。因此，尽早发现动脉粥样硬化斑块内的新生血管，有助于评估颈动脉硬化患者的斑块稳定性，以便进行早期的干预治疗。

超微血流成像是一种先进的、颠覆性的超声血流成像技术，好比大侦探福尔摩斯，感觉敏锐、去伪存真，最终揭示真相。它对低速血流的检测有极佳的效果，使超声对微循环的清晰显示成为可能。它能将低速血流和组织运动产生的伪像区别开来，保留最精确的低速血流信号，无需注射造影剂即可实现极低流速、微小血管、类似造影的显示效果，且无辐射性，可随时、多次检测颈动脉粥样硬化斑块内新生血管情况，在评估斑块稳定性及脑卒中发生风险方面价值高。

如何早期发现动脉粥样硬化不稳定斑块并给予干预，阻止斑块的继续发展，避免斑块出血、破裂、引发脑卒中，一直是医学研究的热点和重点。由于超微血流成像技术能够更敏感地捕捉低速血流，发现高风险的颈动脉斑块内的新生血管，而且简便易行、无创、无辐射，将来可望成为判断颈动脉斑块稳定性与药物治疗后疗效评价的重要影像学检查方法之一。

（江 泉 张 渊 朱一成）

—— 专家简介 ——

江 泉 张 渊

江泉，上海市浦东新区人民医院超声科主任，主任医师，教授，硕士生导师。担任上海市医学会超声医学专科分会委员兼区县协作组组长，上海市浦东新区医学会超声专业委员会主任委员。带领科室成为浦东新区重点学科,先后入选浦东新区优秀学科带头人及领先人才培养。

张渊,现任上海市浦东新区人民医院超声科副主任。先后入选浦东新区优秀青年医学人才培养及上海市优秀青年医师培养。2015 年荣获上海市卫生系统银蛇奖(提名奖)。

22. 怎么看颈部淋巴结超声检查报告

随着超声影像技术在甲状腺、甲状旁腺、颈部淋巴结疾病检查和诊断领域的日渐普及,很多患者对超声报告上的"淋巴结可见""淋巴结稍大""淋巴结肿大"表示难以理解,经常咨询医生:"颈部应不应该看到淋巴结? 颈部看到淋巴结就意味着淋巴结有问题吗?"

超声检查发现颈部淋巴结是再寻常不过的事情了。现代高频超声影像可以很轻松地显示颈部淋巴结,这既缘于颈部分布着人体 1/3 以上的淋巴结,也因为高频超声卓越的分辨能力。

淋巴结是人体内极其重要和主要的免疫器官,颈部分布着极其丰富的淋巴结,为什么会这样呢? 因为人体的自然孔窍(男性 9 个,女性 10 个)中头部占了 7 个(眼耳口鼻),这些自然孔窍与外界环境直接相通,外界的异物可以借此进入人体,可能对人体产生不良影响。人体对此的防范力量就要依赖免疫功能,其中淋巴结当属关键。颈部连着头和躯干,是食管、气管、大血管等的交通要道所在,因此分布着丰富的淋巴结。

迄今为止关于什么是正常淋巴结、正常淋巴结大小是多少,在专业学界并没有形成明确的结论,因为淋巴结是免疫器官,几乎常处于免疫应答状态,免疫应答的程度轻重可以直接影响到淋巴结的形态和大小。此外,发生肿瘤转移的淋巴结未必明显肿大,而明显增大的淋巴结未必是肿瘤转移。我们还发现,人体不同部位的淋巴结在超声影像上的表现都有所不同,即便是颈部,位于颈部不同区域的淋巴结,超声表现也是有所差异的。

因此,患者不必过分纠结淋巴结的大小,超声医生也更应关注淋巴结的形态、皮髓质结构、内部质地、血流灌注方式的描述,把诊断聚焦到区分是炎症引起的反应性淋巴结大还是肿瘤性(淋巴瘤或肿瘤转移引起的)淋巴结大,这样才会满足临床和患者的需求。

(章建全)

23. 甲状腺超声检查提示"桥本病",为什么还要抽血化验

近年来,越来越多的人在体检时被告知有"桥本病"可能,建议化验甲状腺功能及其抗体。然而,很多人不理解什么是"桥本病",为什么做完超声检查还要抽血化验呢?

"桥本病"也称桥本甲状腺炎,即慢性淋巴细胞性甲状腺炎,是一种甲状腺的自身免疫性炎症,由于自身免疫系统异常导致甲状腺细胞的破坏,随后出现淋巴细胞浸润和纤维组织增生。在超声声像图上,桥本甲状腺炎往往显示为甲状腺形态饱满,回声减低、增粗、分布不均匀,部分病例中还可以检测到甲状腺丰富的彩色血流信号,因而可以做出甲状腺弥漫性病变的诊断。同时还会伴有颈部淋巴结的肿大,气管旁淋巴结尤为常见。

由于桥本甲状腺炎起病隐匿,进展缓慢,很多人并不知道自己得病,通常只是在甲状腺超声体检时发现,但是超声声像图上还需要与甲状腺功能亢进、结节性甲状腺肿等其他弥漫性病变相鉴别,即所谓的"同图异病"。此时,常需要再通过一些化验指标进一步加以鉴别,如甲状腺球蛋白抗体(TGAb)和甲状腺过氧化物酶抗体(TPOAb)升高,可以高度提示桥本甲状腺炎。

临床上,桥本甲状腺炎分为甲亢期、甲功正常期、亚临床甲减期和临床甲减期四期。疾病初期可能会出现甲亢的相关症状,如心悸多汗、急躁多食。甲状腺细胞被破坏的终末期则会出现甲减的症状,比如疲劳倦怠、反应迟钝等。各个不同分期的患者血液中的甲状腺激素水平也各不相同,化验甲状腺功能不仅有助于桥本甲状腺炎的诊断,更加可以确定不同的临床分期,为临床治疗提供更详细的依据。

（詹维伟）

—— 专家简介 ——

詹维伟

詹维伟,主任医师,博士生导师。现任上海交通大学医学院附属瑞金医院超声科主任,兼任中国医疗保健国际交流促进会超声医学分会副主任委员、中国医师协会超声医师分会浅表器官专业委员会副主任委员、中国超声医学工程学会浅表器官和外周血管专业委员会副主任委员、上海市医学会超声医学专科分会

委员(兼任浅表器官组组长)、上海市抗癌协会甲状腺肿瘤专业委员会委员。擅长甲状腺、乳腺及浅表淋巴结等浅表器官的超声诊断与介入治疗。

24. 体检查出甲状腺结节怎么办

随着超声技术的发展,甲状腺超声检查已经逐渐替代外科医生的颈部触诊,成为甲状腺结节的一线筛查手段。当看到自己的体检报告上写着"甲状腺结节"时,许多人都觉得很紧张:什么是甲状腺结节?有没有什么危害?该怎么办呢?

甲状腺结节的患病率极高,在中老年女性、碘缺乏地区及有头颈部放射治疗史的人群中尤为多见。这些结节中常见的包括结节性甲状腺肿、囊肿、炎性结节以及肿瘤性结节,其中肿瘤性结节又有良性、恶性之分。

超声检查偶然发现甲状腺结节,首先不要慌张,因为甲状腺结节多为良性,恶性结节仅占 5%～15%,即使是甲状腺恶性结节,其危害程度也比肺癌等常见恶性肿瘤要小得多。甲状腺结节的种类多样,大结节不代表"坏结节",小结节也不一定是"好结节",这就需要进一步求助于超声科医生,做一个高质量的甲状腺超声检查,初步鉴别甲状腺结节的良恶性,并结合患者的病史和相关化验如甲状腺激素、降钙素等结果做出综合判断,必要时还可以对甲状腺结节进行超声引导下的穿刺活检来明确诊断。其中,甲状腺结节细针穿刺细胞学检查(FNAB)用针极细,安全经济,是鉴别良性、恶性结节最可靠的诊断方法,该检查的并发症如疼痛、局部出血等发生率低且严重程度轻。细针穿刺吸取的组织由于负吸而藏于针芯中,不会漏出而污染其他层次的组织,该技术运用至今从未有针道种植的报道。当然,穿刺良性不代表一劳永逸,穿刺也可以有假阴性,甲状腺内也可能新生恶性结节,所以合理随访、动态观察结节变化是必要的。

总的来说,发现甲状腺良性结节不必急于治疗,以随访为主,对于部分有压迫症状、甲亢等临床表现者才考虑治疗;而恶性结节则以手术治疗为首选。其他的新兴微创治疗手段如无水酒精注射治疗、热消融术等可根据结节情况、手术情况与患者意愿酌情选择。

(詹维伟)

25. 甲状腺结节怀疑恶性该怎么办

近年来,由于超声诊断技术的发展,甲状腺结节检出率显著提高。甲状腺结节在普通人群中的发病率占到了30％,这30％里有1/10是恶性结节。

甲状腺位于颈部前方中央位置,即喉结的下方,甲状腺像蝴蝶一样,有左右翅膀(左右叶)和中央的身体(峡部),所起的主要作用是分泌甲状腺激素,调节机体功能,甲状腺就好像体内的发动机,如果运作不良,后果不堪设想。

甲状腺结节十分常见,尽管大多数是良性结节,但仍有少数是恶性结节,也就是甲状腺癌。甲状腺癌如能早期诊断、及时治疗,患者通常预后很好。因此,选择合适的方法筛查早期甲状腺癌尤为重要。超声检查是甲状腺结节首选的影像学检查手段。常规超声对于甲状腺结节的数量、位置、形态、内部成分(囊性、实性、混合性,有无钙化)及与周围的毗邻关系等都有较好的发现和描述能力,同时高分辨率的超声图像所呈现的甲状腺结节的特征,对结节的定性判断也很有帮助。常规超声检查怀疑有恶性可能的结节,可以结合一些超声新技术,比如弹性成像、超声造影技术等进一步判断。另外,对于一些可疑恶性的结节,更可通过超声引导下细针穿刺活检获得结节的组织细胞,由病理科医生在显微镜下观察来明确其良性或恶性。综上所述,虽然早期甲状腺癌是"沉默"的(无明显临床症状),但是通过定期的超声检查,可以及早发现可疑恶性的甲状腺结节。

甲状腺癌手术之后,超声检查也是首选的影像学监测手段,可以及时观察术后残余甲状腺腺体或颈部淋巴结的情况。

(韩蕊君)

26. 甲状腺结节伴钙化是提示甲状腺癌吗

有些患者会看到自己的超声检查报告里写着"甲状腺结节伴钙化",其中,一部分是在体检首次发现甲状腺结节时就存在钙化,也有一部分是在定期复查随访的过程中逐渐出现的。有不少患者从网上或亲戚朋友那里已经了解到一些甲状腺结节的相关知识,但那些知识往往是片面的、不准确的,例如:在许多患者的印象里,结节钙化就是不好的,就是生癌了。但是,甲状腺结节伴钙化真的等于癌吗?

甲状腺结节伴钙化是钙质在结节内的沉着堆积,表现各有不同:有些是细小点状(≤1毫米)的"微钙化";有些是较大(＞1毫米)的"粗钙化";也有些是呈圆圈状的"环状钙化"。

甲状腺结节伴钙化不能简单等同于得了甲状腺癌,因为每种钙化类型都存在恶性的可能,只是概率各不相同,恶性概率由大到小排列:微钙化＞粗钙化＞

环状钙化。当然,甲状腺钙化结节虽不一定是癌,但是仍应当引起足够的重视。

从超声角度来说,当甲状腺钙化(尤其是微钙化)结节伴有:结节以实性为主、内部呈低或极低回声、垂直位生长(纵横比异常)、边缘不整等其他的超声可疑特征时,医生会考虑结节恶性可能大,而建议患者做超声引导下穿刺活检,就是在超声实时监控下从结节里抽取一点组织细胞出来做个病理检查,看看到底是"良"还是"恶"。若结果是恶性,一般考虑手术切除;即使是良性,仍然需要半年或一年进行一次复查。而甲状腺结节伴粗钙化或环状钙化,并不伴有上述其他可疑超声特征时,则考虑结节良性可能大,建议患者定期复查随访即可。

特 别 提 醒

甲状腺是成年人体内最大的内分泌腺,里面长了伴钙化的结节固然应当重视,但切莫惊慌,不要随意选择切除。因为甲状腺结节伴钙化并不等于癌,且看医生怎么说。

(詹维伟)

27. 甲状腺穿刺会导致癌细胞种植吗

近年来随着甲状腺结节发病率的增高,越来越多的人开始关注甲状腺穿刺,而大多数人在穿刺前都会关心这个问题:甲状腺穿刺会导致癌细胞转移吗?

甲状腺细针穿刺活检(FNAB)已成为术前鉴别诊断甲状腺结节性质的最准确和性价比较高的方法,其通过细针穿刺甲状腺病灶,吸取甲状腺病灶的微小组织进行病理检查。通过观察其细胞形态改变和间质变化,确定甲状腺病灶的良恶性,可用于筛选真正需要手术的患者,有利于降低良性结节的手术率,提高甲状腺癌的手术率。

甲状腺细针穿刺活检选的用具是极细的针,穿刺时吸取甲状腺组织进行细胞学检查。此方法操作简便、组织损伤小、安全经济、诊断迅速,一般半小时即可作出诊断,是目前世界公认的最有效的术前甲状腺结节良性和恶性鉴别诊断的金标准,也是多种甲状腺疾病诊断与鉴别诊断的有效方法。细针穿刺采取抽吸取材,吸取的组织液由于负压吸引而藏于针芯中,不易漏出而污染其他层次的组织,基本无肿瘤扩散之虞。

当然,实施甲状腺穿刺活检的过程中,肿瘤细胞随着穿刺针沿着针道脱落和种植,从理论上讲都是必然的、不可避免的。然而关键是当肿瘤细胞脱离原有的母灶,到了新的区域,它即使生根了,但会不会开花、结果却另当别论。肿瘤转移是一个极其复杂的过程,远不像大家想象的这么简单,也就是说虽然有脱落、有种植,但这与形成新的肿瘤病灶完全是两码事。

（徐辉雄）

28. 甲状腺结节,手术切除与热消融治疗如何选

当甲状腺结节需要外科治疗时,该选择手术切除还是热消融治疗呢?

手术切除,简言之就是将甲状腺的病灶切下来拿出体外,是外科医师的活。热消融治疗则不需要将病灶切下来拿出体外,而是让它保持在原有的解剖位置上,通过微波、射频或者激光等生热技术让病灶温度升高、发生凝固坏死,一般由擅长介入治疗的超声科医生来完成。

热消融治疗的优点在于微创、皮肤没有瘢痕、治疗后恢复极快、住院时间短。它不仅能够彻底灭活病灶,而且能够保护患者正常甲状腺功能,使其免受终身每天服用甲状腺素片(优甲乐)所带来的不便与麻烦。

那么,什么样的甲状腺结节需要热消融治疗呢? 目前,已确证以下几种甲状腺疾病适合热消融治疗:①良性结节:甲状腺腺瘤、结节性甲状腺肿、胶体性甲状腺潴留(也有称囊肿)。②恶性结节:甲状腺癌及颈部淋巴结转移癌(均包括复发癌)。

应该强调的是,甲状腺结节热消融治疗是外科治疗范畴内技术的革新,理念的转型,对传统的外科手术切除治疗是很重要的补充。所以,选择热消融治疗的前提是患者的病情需要进行外科手术干预。在此基础上,那些病灶太小令外科医师触摸困难、病灶太多又弥散分布令外科医师难以逐一清除、既往外科手术导致颈部瘢痕粘连又发生新的病灶,则是选择超声引导下经皮穿刺热消融治疗的最佳适应证。

至于具体是选择微波、射频还是激光消融,介入超声医生会根据病灶的大小、位置等实际情况进行综合判断。

（章建全）

29. 哪些患者需要做甲状旁腺超声检查

甲状旁腺功能亢进症起病隐匿,临床症状复杂多变,可以累及全身多个系

统，但以肾脏多发结石或与年龄不符的骨质疏松、骨痛、易骨折为主要表现，也有始终无症状者。

那么，到底哪些人群需高度怀疑甲状旁腺功能亢进，要做个超声检查呢？

首先，对于没有尿毒症血透病史的患者，当超声检查发现双肾多发结石或患者极易骨折时，应积极运用高频超声检查患者双侧颈部的甲状旁腺区，同时进行血清甲状旁腺激素及血钙、血磷等的检测，从而明确是否患有原发性甲状旁腺功能亢进症。

其次，对于长期透析的尿毒症患者，在其骨骼变形或全身多发钙化发生前，也要尽早进行甲状旁腺区的超声检查及血清学检测，来判断是否患有继发性甲状旁腺功能亢进症。

再次，对于因双肾结石引起肾功能不全，进而进行了肾移植的患者，应定期进行甲状旁腺区及肾区的超声检查及血清学检测，来预防移植肾结石或三发性甲状旁腺功能亢进的发生。

最后，对于多发性内分泌腺瘤病（MEN）的患者，当发现了肾上腺腺瘤、嗜铬细胞瘤时，也应进行甲状旁腺区的超声检查，来探查是否存在甲状旁腺腺瘤。

（赵璐璐　金修才）

—— 专家简介 ——

金修才

金修才，海军军医大学附属长海医院超声科主任，副主任医师、副教授，超声医学博士。

目前担任中国医疗保健国际交流促进会超声医学分会常务委员、中国超声心动图学会青年委员，全军超声委员会委员，上海市医学会超声医学专科分会委员。

30. 甲状旁腺功能亢进症可以不开刀就治愈吗

对于不同类型的甲状旁腺功能亢进症（原发性、继发性、三发性），其处理方法也不同。

原发性甲状旁腺功能亢进症是甲状旁腺自身发生了病变，如过度增生、腺瘤甚至癌变。通常只要切除了病变的甲状旁腺或让其失活，就可以消灭甲状旁腺激素过度分泌的源头，治好甲状旁腺功能亢进症。随着微创医疗技术的快速发展,甲状旁腺过度增生、腺瘤已经不再依赖外科手术治疗了,目前最有代表性的是超声引导下经皮穿刺的微波、射频、激光热消融治疗,热消融治疗可以一次彻底治愈,使得甲状旁腺激素迅速、明显地下降。而甲状旁腺癌一旦确诊,还是应尽早手术治疗。

继发性甲状旁腺功能亢进症主要发生于尿毒症血液透析(部分腹腔透析)患者,一般血透3年左右开始出现,90％左右的血透患者都会发生甲状旁腺功能亢进。通常先进行内科药物治疗,以补充钙剂和增强钙吸收为主,如服用钙片和骨化三醇等,但相当多的患者对药物治疗不敏感,效果不明显。当甲状旁腺激素持续升高、相关损害得不到有效控制时,常常需要进行外科手术切除。然而,由于尿毒症患者全身情况都比较糟糕,常常无法承受手术的创伤,因此最安全、有效的还属超声引导下微波、射频、激光热消融这样的微创治疗方法。

三发性甲状旁腺功能亢进症是在长期继发性甲状旁腺功能亢进的基础上发生的,增生的甲状旁腺组织转变为腺瘤。特别是对于实施了肾脏移植术的患者而言,一旦发生,将在宝贵的移植肾内形成结石。因此如发现甲状旁腺激素未能下降,应及早做甲状旁腺超声检查,给予及时的微创治疗。

（章建全）

腹|部|那|些|事|

31. 超声、CT、磁共振检查肝脏疾病，该如何选择

　　超声、CT 和磁共振（MRI）是临床上诊断肝脏疾病使用频率最高的三种影像学检查手段，各具特点，相互补充。选择何种影像学手段应该综合考虑患者的不同病情和检查目的，而不是一味地迷信某种检查或根据费用的高低进行选择。

　　超声检查具有简便、实时、费用低、可反复多次进行等优点，常用于一般患者的筛查、定期随访、术后复查和超声引导下的穿刺活检和局部治疗等方面；如发现有疑问，可进一步选择超声造影或增强 CT/MRI 检查。

　　超声造影检查类似于注射造影剂的增强 CT/MRI 检查，是在超声检查时将超声造影剂注入人体内，从而实现血流和组织回声信号的增强，可明显提高常规超声对肿瘤内血流信号检测的敏感性和准确性，有助于判断肝肿瘤的良恶性和评估肝肿瘤治疗后的疗效。超声造影是较为安全的一种检查，造影剂无明显的不良反应。超声造影诊断肿瘤的原理与增强 CT/MRI 相似，都是根据肿瘤的血流动力学表现来判断肿瘤的性质。

　　CT 和 MRI 检查一般不用于常规的肝肿瘤筛查。平扫 CT 检查多用于肝癌经肝动脉栓塞化疗术后判断碘油的沉积情况，多在介入治疗后一个月进行；增强 CT 则可以判断肝肿瘤的性质和判断肿瘤治疗后的疗效，但对碘过敏者或肾功能不全的患者不宜。增强 MRI 同样可以鉴别诊断肝肿瘤，而且，其对评估各种治疗后的疗效很有帮助，尤其可以判断使用碘化油介入治疗后的病灶情况，因为 MRI 影像不受碘油沉积的影响。肿瘤坏死时在 MRI 的 T2 期显示为均匀的低信号，如果肿瘤内部信号不均匀，则常常提示治疗后坏死不完全；MRI 易于发现位于肝表面 CT 难以检测到的小肝癌，对肝内小转移灶的敏感性亦颇高，但不足之处是对肝左叶的病灶判断有一定困难，主要是受心脏搏动及主动脉伪影的影响。

（丁　红）

── 专家简介 ──
丁 红

丁红,医学博士,复旦大学附属中山医院超声科主任医师,博士生导师。擅长肝脏疾病的超声造影和弹性成像技术。主编《实用肝脏超声造影图谱》等专业书籍。

32. 体检发现肝脏结节怎么办

生活实例

　　临床上常常有患者拿着提示肝内结节的体检报告来门诊复查,患者往往搞不懂肝内结节该如何解读? 到底要不要紧? 会不会是肝癌? 需不需要治疗呢? 有不少患者自己到网上去搜索,结果也是五花八门,越搜越感到害怕,越查心里越没底。

　　结节是影像学上的一个描述性名词,一般把直径较小的局限性病灶称为结节,而将较大者称为肿块。肝内结节包括了多种疾病,有些是良性的,有些是恶性的。那么,怎么知道自己肝内结节的性质呢? 通过怎么样的检查流程才能明确呢?

　　超声检查是肝脏影像学检查首选的方法,便捷、无创、可重复,尤其适用于常规体检和肝内结节的定期复查。常规超声检查前,建议患者空腹 8 小时以上,减少胃肠道气体对肝脏图像质量的影响。常规超声能显示肝脏的大小、形态,肝脏实质的质地,肝内管道系统的走向与分布情况,寻找肝内有无结节,观察结节的部位、大小、内部结构及血供情况,并初步鉴别结节的性质。但是,对肝内结节进一步做出较为准确的定性诊断,仍需要明确结节内微血流灌注情况,超声造影检查在这方面具有重要的价值。

　　肝脏恶性肿瘤的发生通常有一定的肝病基础。肝癌家族史、慢性肝病、肝硬化、既往有肿瘤病史者都是高危人群,必须引起足够的重视,定期去医院复查肝脏超声。

（顾莉红　李凤华）

李凤华

李凤华,主任医师,教授,硕士生导师,上海交通大学医学院附属仁济医院超声医学科主任,上海市医学会超声医学专科分会委员,上海市超声医学工程学会主任委员。主要擅长腹部、甲状腺、睾丸等浅表小器官疑难疾病的超声诊断,尤其是男性不育症规范化超声诊断及新技术的临床应用。

33. 肝脏血管瘤可以不开刀治愈吗

肝脏血管瘤是超声体检时常见的肝脏良性疾病之一,有毛细血管瘤和海绵状血管瘤之分。通常不会导致患者不适,也无需特别关注,定期检查观察其大小变化速度即可。但是当瘤体增大后会挤压周围正常组织,必要时需要进行外科手术治疗。通常把直径 5 厘米以上的海绵状血管瘤称为巨大肝海绵状血管瘤。

需要治疗的肝脏血管瘤有以下情况:①肿瘤发展快、有症状或患者深切焦虑;②肿瘤挤压正常肝脏组织,引发梗阻性黄疸(血清胆红素指标升高,眼睛和皮肤发黄),损害肝功能;③肿瘤邻近肝门部大血管,继续增大将会紧贴或包绕大血管,增加未来手术的难度与风险;④儿童和孕妇的肝海绵状血管瘤具有易破裂倾向。

迄今,外科手术切除仍然是肝血管瘤的主要治疗手段,能从根本上解除压迫症状,并且术后瘤体几乎没有复发。但巨大肝海绵状血管瘤常常血供丰富、来源复杂,多侵及肝门,与大血管关系密切,手术中出血风险极高。因此,经皮肝动脉栓塞、经皮冷冻、经皮微波或射频消融及瘤体内硬化剂注射等微创治疗手段日益受到重视。

值得提出的是,微波消融因有超声影像的引导和监测,能够定位准确,可靠地灭活血管瘤,具有创伤小、术后康复快、瘤体缩小显著的特点;还可以代替外科手术治疗邻近大血管(门静脉、肝静脉、下腔静脉等)高危险部位的瘤体,化解了外科切除手术面临的潜在风险。

另外,微波消融既可以在开腹手术中对瘤体先进行热凝固,再切除;也可在超声引导下经皮肤穿刺独立完成血管瘤的整体治疗;还可以在消融同时主动抽吸血液,减少出血风险。因此,超声引导下经皮微波消融是不开刀治疗肝血管瘤的良好选择。

(章建全)

34. 超声造影能有效诊断肝脏恶性肿瘤吗

由于健康体检的普及，许多平时没有任何症状的肝脏肿块"浮出水面"，而肿块的良恶性始终是大家最为关心的问题。

一般情况下，常规超声检查就能发现肝脏肿块，然后，根据肿块的"细节"（形态是否规则、边界是否清晰、内部是囊性还是实质性、有无血流等）可以进行一些性质上的判断，即初步判断肿块是良性的还是恶性的。但是，有些肝脏肿块很会"伪装"，在超声图像上与正常的肝脏一样，不容易被发现。还有一些肿块因为太小，即使超声检查发现病灶，但性质的判断仍比较困难。这时，超声造影检查就可以"大显身手"了。

超声造影检查在静脉注射造影剂后，有效地增强二维和血流信号，反映正常组织和病变组织的微血流灌注情况，明显提高超声诊断的分辨力、敏感性和特异性。对于常规超声已发现的肝脏肿块，超声造影检查可以着重观察病灶微血流灌注及消退特征，判断肿块性质，甚至可能由此判断出肿块的具体类别，例如：肝脓肿、原发性肝癌、肝脏转移性肿瘤、肝脏血管瘤及肝脏局灶性结节性增生等。对于常规超声不易发现的微小或隐蔽的肝脏肿块，超声造影可以实时动态扫查，避免信息遗漏，减少了病灶的漏诊和误诊。

（江　泉　张　渊　朱一成）

35. "小三阳"，肝上容易生恶果

"大三阳"或"小三阳"都是慢性乙型肝炎患者或者乙肝病毒携带者，对广大群众而言，这两个名词并不陌生，基本上人人都听说过，但却不甚了解。大家通常认为"大三阳"严重，而"小三阳"就没事，其实这是一个认识误区。

存在病毒复制的乙肝患者中，高达 30％的人可最终发展为肝硬化，其中"小三阳"发生肝硬化的危险是"大三阳"患者的 2 倍，而肝硬化患者肝细胞癌的发生率可达 3％。故"小三阳"患者的肝脏上更容易结出"罪恶果实"，需要密切关注。

肝细胞癌的发生是一个缓慢的、动态发展的演变过程，经历肝硬化再生良性结节、异型增生结节，最终发展为肝癌。目前，"大三阳""小三阳"患者首选的监测手段是超声检查，间隔时间一般为 6 个月，已有肝硬化背景伴结节（直径＜1

厘米)者间隔时间缩短为 3 个月。

超声检查具有实时动态、分辨率高、无创、无辐射、重复性好等特点。常规超声依据病灶的二维及彩色多普勒特征,检出肝脏肿瘤性病变的准确率为 53%～77%;超声造影能实时显示肝脏肿瘤的微血流灌注,极大地提高了早期肝癌以及肝癌卫星病灶的检出率,它的敏感性可提高到 91%～97%,其结果与增强 CT 或增强 MRI 有很好的一致性。

在肝硬化良性结节到恶性转变的过程中需要不间断的监控,才能及时发现早期恶变的病灶,以期达到早期诊断、早期治疗的目的。所以说,肝上更易生"恶果"的"小三阳"患者必须 3～6 个月做一次超声检查。

(虞 梅)

36. 超声检查为"新肝"保驾护航

肝移植手术,是指通过手术植入一个健康的肝脏到患者体内,使终末期肝病患者的肝功能得到良好恢复的一种外科治疗手段。整个移植手术的顺利进行和患者术后的顺利康复,都离不开对移植肝脏及其血管的监测。超声检查可实时动态观察肝脏实质情况、肝脏血管通畅性及血流动力学变化,在整个移植的围手术期起到保驾护航的作用。尤其是彩色多普勒超声,在血管及血流动力学评估方面具有无可比拟的优越性,对进一步提高移植肝存活率及患者生存率有着重要的意义。

超声检查在肝移植中的作用具体体现在哪些方面呢? 可以说超声检查贯穿肝移植手术的术前、术中、术后。

(1) 术前检查:终末期肝病患者宜在肝移植手术前 1～2 周进行术前超声检查,检查时需空腹。常规超声评估病变肝脏、胆道系统情况,了解有无肝内外恶性肿瘤;彩色多普勒超声明确肝脏血管通畅性,血流速度,及时发现会影响手术操作的病变。

(2) 术中检查:术中超声检查在肝脏血管吻合后关腹前进行,以手术室专用隔离带包绕超声探头检查,以了解供肝的内部血管情况,确定血管的通畅性及血流速度,减少术后血管并发症,提高肝移植的成功率。

(3) 术后检查:成人术后连续监测 3 天;小儿由于血管相对较细,术后连续监测 7 天,然后根据实验室指标调整检查次数。术后超声检测的内容包括: 肝脏的大小形态、内部回声、肝内外血管情况及流速、阻力指数等血流动力学指标,有无肝动脉、门静脉、肝静脉并发症;了解肝内外胆管情况,有无胆管扩张;有无胸水、腹水。

超声检查通过对肝移植患者的术前评估、术中诊断、术后监测与随访中的应用,为肝移植患者的健康保驾护航。

特别提醒

围手术期是围绕外科手术的整个过程,从患者决定接受手术治疗开始到手术后患者基本康复,包括手术前、手术中、手术后三个阶段。

(顾莉红　李凤华)

37. 胆囊长息肉,超声助评估

胆囊位于右上腹,像一个梨形的囊袋悬挂在肝脏的下方,它的作用是浓缩和储存胆汁,进食后胆囊就会收缩,排出胆汁,参与脂肪的消化和吸收。胆囊息肉是胆囊壁局部增厚或隆起的软组织病变的统称,医学上称为胆囊小隆起性病变。根据病理性质的不同可将胆囊息肉分为两大类:非肿瘤性病变和真性肿瘤。非肿瘤性病变多指胆固醇息肉、腺瘤样增生、炎性息肉,而真性肿瘤包括胆囊腺瘤(直径大于 10 毫米者被认为是癌前病变)、小结节型腺癌(即早期胆囊癌)。

由于胆囊息肉种类多,严重程度不同,处理方式差别大,因此及时、准确地识别非肿瘤性病变和真性肿瘤非常重要。而超声正是目前诊断胆囊息肉的首选检查方法,可以准确显示病变数量、所在位置、测量大小并观察病变形态、内部结构、彩色血流情况。

超声对胆囊息肉检出率高、诊断准确,且无创伤、无辐射。更重要的是超声检查能够很方便地对胆囊息肉进行复查随访,并观察动态变化情况,对癌前病变和早期胆囊癌的诊治有重要价值。随着科技的进步,许多超声新技术也逐渐应用于疾病的诊断,超声造影就是其中之一,它可以根据病灶内增强模式及微血管分布特点对胆囊息肉的良恶性做出鉴别诊断。

当患者体检发现胆囊息肉时,必须定期到医院做超声检查,胆囊息肉直径大于 10 毫米、怀疑真性肿瘤者可进一步行超声造影检查,以明确性质,必要时手术切除胆囊。

最后总结一下:胆囊个头小,作用却不小,息肉种类多,开刀应慎重。

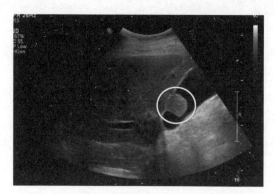

▲胆囊息肉超声图像,息肉约 15×13 毫米

（刘雪松　李凤华）

38. 胰腺也会长结节，超声作用有哪些

在我们身体的上腹部深处有一个非常重要的器官,它横卧在第 1～2 腰椎的前方,前面毗邻胃,右边是十二指肠的 C 形环,左边是脾脏。它没有肝脏那样"引人注目",但是作用非凡,是一个兼有外分泌及内分泌功能的腺体,分泌胰液排入十二指肠促进人体营养的消化吸收;分泌胰岛素对血糖水平起到关键的调节作用。这个器官就是胰腺。

胰腺如此重要,但却常常被忽视,人们往往理所当然地将上腹部的疼痛当做是"胃不舒服",却想不到也有可能是胰腺问题引起的,这是由于胰腺特殊的解剖位置所导致的误会。胰腺位于胃的后方,胰腺肿瘤初期起病隐匿,无特殊临床表现,早期难以发现。

胰腺肿瘤在超声检查中也可称为结节,分为良性、交界性(潜在恶性)及恶性肿瘤。胰腺肿瘤的好发部位以胰头最多见,约占 70%,胰体次之,胰尾部更次之。

虽然无创又简便的超声检查是胰腺肿瘤普查和诊断的首选方法,但由于胰腺特殊的解剖位置(位置深,体积小),受胃肠道气体影响比较大,而且周围毗邻脏器众多,所以小于 1 厘米的胰腺结节常规超声检出率较低。同时,超声检查对胰腺局限性炎性包块的定性诊断常较困难。

近几年来,超声造影这一超声新技术在临床中得到广泛应用。超声造影在胰腺肿块良恶性的鉴别诊断中有重要作用,并且能很好地反映肿块周围主要血管的毗邻关系,有助于手术前的评估。

特别提醒

为了达到最优的检查效果,胰腺超声检查前要做好充分准备:禁食和禁水8小时以上,排空大便;当日无胃镜检查,如接受钡餐造影检查,需等待体内钡剂排空(3天左右)。最好携带其他可参考临床资料以及饮用水(500～700毫升)备用。

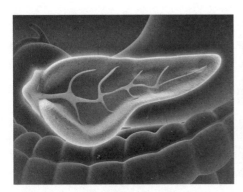

▲胰腺解剖示意图

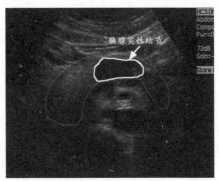

胰腺实性结节

▲胰腺体部实性结节

(吴春华)

39. 肾上长"东西",超声医生来定性

当发现肾脏上长了个"东西"——占位性病变时,每一位患者及家属心里都很难过,特别想知道这个"东西"是良性还是恶性的。

占位性病变是医学影像检查中的专用名词,常常出现在超声、X线摄片、CT、MRI等检查结果中,简单来说就是在被检查部位发现了一个多出来的东西,对周围组织形成压迫。

肾占位性病变是一个统称,指长在肾脏部位的病灶,可分为良性和恶性两类。良性占位常见的有肾囊肿、肾错构瘤、肾血管瘤等;恶性占位主要有肾细胞癌、肾盂癌等。恶性肿瘤早发现早治疗是关键,那么,如何判断肾占位是良性的还是恶性的呢? 超声检查有何作用呢?

超声检查是肾脏影像学检查的首选方法,具有实时、无创等优点。常规超声能显示肾脏大小、形态、内部结构、血供情况,寻找肾内有无明显的占位性病变、具体的大小与位置、病变边界是否清晰、内部成分(囊性、实质性还是囊实混合性)、血流信号的多少,以初步鉴别病灶的良恶性。

常规普通超声之外有没有进一步的检查方法？答案是肯定的,那就是做超声造影检查。超声造影检查可通过外周血管注入超声造影剂,观察脏器或病灶内微血管血流灌注情况,如再结合常规超声,能够明显提高肾脏占位性病变定性诊断的准确率。

也就是说,对常规超声检查后需明确性质的病灶,可进一步行超声造影检查。良性占位病变定期查,恶性占位病变早治疗。

(杨文琪　李红丽)

40. 哪些情况需要超声引导下"肾穿"

在肾内科就诊的患者中,有很多人持续尿隐血、尿蛋白阳性或肾功能异常(尿素氮、肌酐升高),做过各种各样的检查,仍不能明确病因。为了进行针对性的治疗,医生可能会要求患者接受"肾穿"检查。对于"肾穿"这种有创伤的检查,许多患者会有顾虑：既然已经做了这么多检查都不能确诊,"肾穿"就一定行吗？会不会有什么危险？

"肾穿"其实是肾穿刺活检术的简称,是指用穿刺针具取出一点活体肾组织进行病理检查,从而研究肾脏疾病发生的原因、发病的机制、发展的规律以及疾病过程中机体的形态结构、功能代谢变化和病变转归的方法。

肾脏疾病的种类繁多,病因及发病机制复杂,各种不同肾脏疾病可以有相同的临床表现,例如,很多种不同的肾脏疾病都可以引起蛋白尿或血尿,这时仅凭尿常规检查就无法准确诊断是哪一种肾脏疾病引起的。为了明确疾病的具体类型,这时"肾穿"就成为必要手段。

哪些情况下需要做"肾穿"呢？主要概括为下列 7 种表现。

(1) 肾病综合征：病因不明,需要排除是否继发于全身性疾病者。

(2) 肾小球肾炎肾功能减退较快者：需要确定其肾损害的病理类型。

(3) 急进性肾炎综合征：寻找炎症及免疫沉积物的形态及其程度。

(4) 成人原发性肾病综合征：在用激素前或是用激素治疗无效者。

(5) 排除了非肾小球性血尿患者经过各种检查未能确立诊断者。

(6) 单纯蛋白尿持续时间较长而无任何症状者。

(7) 狼疮性肾炎、肾性高血压、急性肾功能衰竭、慢性肾功能衰竭不明原因者。

超声因其"无创、实时、便捷"的特点,在临床工作中得到越来越多的应用,实时超声引导下的肾脏穿刺活检更是极大地提高了肾穿刺活检的有效性和安全性。超声引导下的肾穿刺活检术已经成为肾内科最重要的检查手段之一,患者完全可以安心遵从医嘱。

(杨亚汝)

—— 专家简介 ——

杨亚汝

杨亚汝,上海交通大学附属第一人民医院超声医学科副主任医师,擅长各类超声介入工作,包括各类器官、组织的超声引导下活检及多种疾病的超声介入治疗,对于多种泌尿系疾病的诊断颇有心得。

41. 怀疑"小肠气",超声助诊断

通常情况下在腹股沟区看到或摸到包块,在站立、行走、跑步、劳动、咳嗽、哭吵等情况下明显,平卧休息后或用手推压包块又会消失,此时应首先考虑腹股沟疝,俗称"疝气"或"小肠气"。

腹股沟疝由腹腔内肠管、大网膜通过腹股沟区腹壁的缺损向体表突出所形成,疾病早期疝块小,可回复,一般无特殊不适症状,仅偶尔伴局部疼痛或酸胀感,患者很容易忽视。但是如不及时处理,疝块可逐渐增大,症状会逐渐加重,不仅影响生活质量,还有可能会发生嵌顿甚至绞窄,致肠管缺血坏死,进而威胁生命。怀疑腹股沟疝时应及早就诊、明确诊断并接受治疗。

那么如何确诊腹股沟疝呢?其实做个超声检查就可以了。超声检查可明确疝发生的部位、腹壁缺损的范围、疝块的大小,明确疝内容物是肠管、大网膜还是积液等,观察疝内容物回复情况,判断有无嵌顿或绞窄等并发症,可以对疝的定位、定性作出客观诊断,从而帮助临床医生充分掌握病情,制定进一步的治疗方案。

为了协助诊断早期间歇性、隐匿性的疝,超声检查时需要患者配合做增加腹压的动作,如站立、咳嗽或用力屏气等。

超声检查还有助于鉴别腹股沟区的其他软组织包块,明确或排除其他疾病。由于超声检查简单、快捷、无创、实时动态、可重复、对软组织分辨率高等优点,所以对于怀疑腹股沟疝的患者，一般情况下临床医生都会建议首选超声检查来帮助明确诊断。

（秦茜淼）

—— 专家简介 ——
秦茜淼

秦茜淼，复旦大学附属华山医院超声医学科副主任医师，硕士。擅长浅表小器官及软组织肿块的超声诊断。在腹外疝的诊断与鉴别诊断方面积累了丰富的临床经验。

42. 胃、十二指肠可以用超声来检查吗

随着人们生活习惯、饮食习惯的改变，以及工作压力的增大，胃及十二指肠的疾病发病率居高不下，且有逐年上升的趋势。最初胃部的检查方法是钡餐造影，就是在检查前喝一杯白色钡剂溶液后，摆好各种体位再拍 X 线片以诊断疾病。

随着胃镜技术的发展，胃镜检查逐渐成为胃病检查的主要手段，可以观察胃黏膜的病变，包括浅表性胃炎、胃溃疡、十二指肠溃疡、胃息肉、胃癌等。但对发生于黏膜下、肌层等外生性的病灶，胃镜检查有一定局限性。

以往认为胃、十二指肠是超声检查的禁区，因为胃、十二指肠是空腔脏器，所含气体会严重影响超声显像。在不断的探索和研究下，终于开发出了超声适用的胃肠显影剂，口服 500～800 毫升的显影剂后，显影剂充填了胃腔排除了空气，有利于超声透射。胃肠显影剂就像"一扇窗"，打开了超声检查胃、十二指肠的广阔区域，这时超声显像可以清晰地显示胃黏膜的光滑度、胃壁层次结构、胃壁外周围邻近组织器官的情况，同样也可以发现胃溃疡、十二指肠溃疡、胃息肉、胃癌等疾病，对胃间质瘤的诊断明显优于胃镜检查。

超声检查无痛、无创，是腹部实质性脏器(肝、肾等)的首选检查项目，深受百姓熟知和欢迎，而胃、十二指肠超声检查技术的成熟，为超声检查拓展了新的领域，为不能忍受胃镜检查，但有胃病检查需要的体弱老人、年幼儿童等提供了极好的检查手段。超声检查也可以成为胃、十二指肠疾病的筛选检查手段，以提高早期胃癌的诊断率。

（顾新刚）

—— 专家简介 ——

顾新刚

顾新刚，上海市普陀区中心医院超声科主任、主任医师、硕士生导师，中国医师协会超声医师分会介入专业委员会委员，上海市医学会超声医学专科委员会腹部学组委员，上海中西医结合学会影像专科委员会委员、超声学组组长，上海肿瘤微创靶向协作委员会委员。擅长胃超声诊断、介入超声、超声造影。

43. 高位肛周脓肿不宜手术，介入超声解决"隐患"

小李很苦恼，他的肛门周围肿痛有一段时间了，坐也不是，站也不是，可能得了肛周脓肿。但是位置高，不宜手术治疗，那该怎么办？小李疑惑，就让它一直这样痛下去吗？

肛管直肠周围脓肿简称为肛周脓肿。肛管直肠周围的间隙有多个，其中位于肛提肌上方的直肠后间隙、骨盆直肠窝、直肠黏膜下的脓肿及紧贴肛提肌下的坐骨直肠窝、肛管后间隙的脓肿都属于高位脓肿。

对于高位肛周脓肿无法通过常规的切开排脓手术来治疗，不过可以选用微创的经直肠超声引导下经皮穿刺置管引流术来解决。鉴于高位肛周脓肿部位高、范围大、形态不规则、边界模糊，借助超声引导下穿刺置管引流，极大地提高手术安全性的同时，还具有以下优点。

（1）清晰地了解脓肿的范围及距离体表最浅的部位，选定最佳穿刺路径。

（2）能引导引流管放置在最合适的部位。

（3）如脓腔存在分隔，可清晰辨别分隔的位置，引导引流管精准穿透分隔，最大限度引流脓液。

（4）对于呈马蹄形的坐骨直肠窝脓肿（左右各一个，一侧脓肿会向对侧蔓延），引导引流管跨越肛管后间隙至对侧脓腔内，两侧均可充分引流，避免形成残留脓腔。

（5）穿刺经体表，不经肛管，故不存在排便对创口的刺激、污染。

（6）冲洗引流也不会引起剧烈疼痛而诱发血压升高、心动过速、老年患者心律失常等。

（7）穿刺对肛门括约肌的损伤极小，不会影响肛门的功能。

该方法是一种简便、安全、实用、有效的治疗方法。

（何　峥）

—— 专家简介 ——

何　峥

何峥，主任医师、医学硕士，上海中医药大学附属曙光医院超声医学科主任，中国超声医学工程学会腹部超声专业委员会青年委员会副主任委员，上海市医学会超声医学专科分会介入学组副组长。

擅长肝脏、甲状腺、乳腺疾病及占位性病变的超声诊断、鉴别诊断，超声引导下肿瘤热消融治疗等介入性诊疗，以及复杂性肛瘘的超声诊断和超声引导下介入性治疗。

44. 如何避免遗"瘘"终身

当肛门周围可以触及条索状的硬块，时不时地会伴有局部肿痛或出脓，脓液排出后肿痛减轻，脓液经常的刺激又致使肛门处皮肤瘙痒或发生湿疹。是什么原因导致了这些症状？这多半就是肛瘘惹的祸。

肛瘘是发生在肛门直肠周围的脓肿溃破或切开引流的后遗病变，外口在肛周皮肤表面可见，内口位于直肠，两口之间有管道相连。发病年龄以 20～40 岁为主，婴幼儿发病者亦不少见，主要见于男孩。复杂的肛瘘迁延日久又常会带来排便困难、贫血、身体消瘦、精神萎靡、神经衰弱等诸多不适，继发感染时还会伴有发热。由于病变位置隐秘，肛瘘常常成为患者的难言之隐，令患者苦不堪言，婴幼儿更是有苦难言。

肛瘘看似病小，实则并不好治，多数需要依靠手术才能治愈。肛瘘的难治首当其冲是难在诊断上，只有术前准确定位瘘管和内口的位置，才能为手术的成功提供最有力的保障。超声作为一种安全无辐射、便捷而诊断准确率高的检查手段，是目前临床上诊断肛瘘的首选检查方式，其优势在于：经体表超声采用高频率探头，图像分辨率高，有助于发现肛周皮下软组织的细微病灶；经直肠超声还可深入直肠内部进行检查，探头可紧贴肛管内壁、直肠黏膜直接观察相应部位的病灶，高位复杂性肛瘘也往往难逃其法眼。

值得一提的是，经直肠超声不仅可以清晰显示肛瘘内口的位置和瘘管的走向，还能分辨瘘管与括约肌的关系，对肛瘘的类型进行区分，为手术提供极有价值的帮助，诊断效果可媲美磁共振。

针对小儿的肛瘘，经体表超声检查则具有无可替代的优势。小儿的肛瘘多发生在 2 岁以内，有明确的肛周感染史。由于小儿肛门狭小，易于哭闹，其他影像检查常常难以配合完成，而超声检查便捷、准确、耗时短，故已成为小儿肛瘘的首选检查方法。

肛瘘经手术治疗后大多能治愈，关键在于早日发现，早日明确诊断，超声无疑是首选检查方法。通过超声检查早日明确肛瘘的诊断及其复杂程度，在超声检查的提示下早日接受精准的手术治疗，方可避免遗"瘘"终身。

（银浩强　徐　芳）

—— 专家简介 ——

银浩强　徐　芳

银浩强，上海中医药大学附属龙华医院超声科博士，副主任技师，上海市中西医结合学会影像分会青年委员。擅长肛肠疾病的超声诊疗。

徐芳，上海中医药大学附属龙华医院超声科主任，主任医师，硕士生导师。上海市医学会超声医学专科分会委员，上海市中西医结合学会影像分会委员。

"半边天"的心事

45. 超声检查发现子宫内膜增厚需要处理吗

因超声检查发现子宫内膜增厚来就诊的患者常疑惑：子宫内膜到底多厚算是增厚了呢？超声检查提示子宫内膜增厚到底要不要处理呢？

首先，需要了解正常子宫内膜的厚度是多少。正常育龄期妇女，由于月经周期中雌激素及孕激素水平波动的影响，子宫内膜的厚度及内部结构呈周期性动态变化，排卵前子宫内膜的厚度为4～8毫米，黄体期(指排卵后到月经来潮的前一天)子宫内膜逐渐增厚，最终可以达到14毫米或以上。绝经后，由于卵巢功能衰退，雌激素分泌枯竭，不能刺激子宫内膜生长，因此子宫内膜萎缩、变薄，一般厚度不应该超过5毫米。

妇科超声检查时可以测量子宫内膜的厚度，观察子宫内膜是否均匀。值得注意的是，以上提到正常子宫内膜的厚度只是参考数据，有些患者可能内膜厚度略超出正常参考值，但只要超声检查中内膜均匀、没有发现异常团块，那么这部分患者子宫内膜就不一定有问题。患者不必过于纠结，暂时只需要遵从医嘱复查随访即可。

当子宫内膜发生病变时，内膜会遭到破坏，超声检查可以发现内膜呈不均匀增厚，也可能发现宫腔内的异常团块。此时，尤其是绝经后的妇女一定要引起足够的重视，需要做宫腔镜检查及诊断性刮宫以明确是否存在病理性改变(例如子宫内膜癌)，以免贻误治疗。

(幸文琼)

—— 专家简介 ——

幸文琼

幸文琼，同济大学附属东方医院主任医师，上海市医学会超声医学专科分会委员会妇产学组成员，上海市超声医学工程学会会员。擅长妇产科常见病及疑难病的超声诊断和治疗，擅长胎儿常规检查及胎儿大畸形筛查及三维、四维超声检查等。

46. 热消融可以治疗子宫肌瘤吗

子宫肌瘤又称为子宫平滑肌瘤,是女性常见的生殖器官良性肿瘤。虽然子宫肌瘤是良性肿瘤,但其危害也有很多。患者的月经量增多,经期延长;当肌瘤增大压迫膀胱或尿道,会出现尿频、排尿困难或大便秘结等;浆膜下肌瘤多蒂短而较粗,可发生扭转,引起剧烈的腹痛;有些子宫肌瘤还会引起不孕、感染、化脓等。

对于治疗,以前一般是剜除子宫肌瘤或直接手术切除子宫,但是外科手术本身是一种伤害疗法,术中可能出现麻醉意外等;术后有可能出现肠粘连、盆腔松弛等手术并发症。此外,卵巢少了子宫动脉上行支的血液供应,易发生早衰,患者更年期提前,可能影响女性性生活。

随着现代超声医学影像技术的发展,微波消融治疗子宫肌瘤这一微创手术日臻成熟。超声引导下经皮穿刺微波消融治疗子宫肌瘤是一种微创的、保留子宫,不损伤卵巢功能的治疗方法。

其产热的机制和微波炉一样,致使子宫肌瘤组织局部的温度升高而发生凝固、坏死,以达到局部灭活子宫肌瘤的目的,阻止子宫肌瘤的进一步生长。坏死组织可逐渐被吸收或纤维化,使子宫肌瘤萎缩变小,从而减轻或缓解由子宫肌瘤引起的相应症状。

超声引导下热消融治疗是目前治疗子宫肌瘤的安全有效的方法之一。其治疗子宫肌瘤效率高、效果显著,患者住院时间短、痛苦小、恢复快,能保留患者子宫、不影响卵巢功能。

（周宁明）

— 专家简介 —
周宁明

周宁明,主任医师,上海市第五人民医院超声医学科主任。中华医学会上海分会闵行区分会超声学组组长,上海市闵行区超声诊断质控组组长,中国医学影像技术研究会超声分会介入专业委员会委员。

擅长妇产科超声和各种肿瘤的超声诊断和介入治疗,能够熟练运用各种超声介入诊疗技术。

47. 高强度聚焦超声能治疗子宫肌瘤吗

妇科第一瘤——子宫肌瘤,主要是由子宫平滑肌细胞和少量纤维结缔组织形成的良性肿瘤,又称为子宫平滑肌瘤。好发于 30~50 岁的妇女,其发病率为20%~30%。目前统计子宫肌瘤发病率主要依赖超声检查,实际发病率可能远高于这一数值。

随着超声技术发展的日新月异,超声检查不但成为发现并诊断子宫肌瘤的首选方法,高强度聚焦超声(HIFU)更是成为了子宫肌瘤微创治疗的一种新方法。高强度聚焦超声将低强度的超声聚焦形成一个焦点,焦点处的能量极高,可以使肿瘤组织发生不可逆的坏死,从而达到灭活肿瘤组织的目的。

高强度聚焦超声可以说是真正意义上的微创治疗方法。治疗时,超声准确定位肿瘤并实时监控整个治疗过程,只在病灶内部发生凝固性坏死、吸收。高强度聚焦超声治疗的优势是不开刀、不出血、保留子宫,体表无手术瘢痕,不影响美观。即使是需要备孕的患者,也只需提前 3~6 个月进行治疗。高强度聚焦超声治疗后子宫肌瘤复发率较低,即使复发也可再次治疗。

高强度聚焦超声治疗不仅适用于子宫肌瘤患者,还能用于子宫腺肌症、胎盘植入、子宫瘢痕妊娠等妇科疾病的治疗。这种超声治疗新方法吹响了"子宫保卫战"的进军号,让女性受到的伤害更小。

(金 琳 王迎春)

—— 专家简介 ——
王迎春

王迎春,医学硕士,主任医师,教授,硕士研究生导师。上海健康医学院附属嘉定区中心医院超声影像科主任,中国医师协会超声医师分会第一届介入超声专业委员会委员,上海市医学会超声医学专科分会第九届委员会腹部学组副组长、区县协作组成员。擅长心脏疾病的超声诊断、超声介入诊断与治疗,高强度聚焦超声治疗等领域。

48. 超声报告"多个小卵泡"是指多囊卵巢综合征吗

随着医学知识的普及,有不少女性对多囊卵巢综合征已略有耳闻,知道患了这个病可能会出现月经不调、不孕、体毛增多、痤疮等临床表现。因此,当妇科超声检查提示卵巢"多个小卵泡"时,部分患者不免会疑惑是不是自己的卵巢出现了"多囊"改变,会不会是得了多囊卵巢综合征。其实,这两者并无必然联系。

"多个小卵泡"是指超声检查发现卵巢内小卵泡数目多于正常,大多数多囊卵巢综合征的患者会有这种超声表现,典型者表现为:卵巢体积增大、小卵泡数量明显增多。然而,有一些正常女性或患有其他内分泌疾病的女性,超声检查时也会出现类似情况,因此不能仅仅根据超声检查结果就轻易判定患者患有多囊卵巢综合征。

多囊卵巢综合征是生育年龄妇女常见的一种复杂的内分泌及代谢异常所致的疾病,以慢性无排卵(排卵功能紊乱或丧失)和高雄激素血症(妇女体内男性激素产生过剩)为特征,除了超声检查结果,其诊断还要依据临床表现、血液检查(激素水平等)来进行综合评判。因此,超声检查发现"多个小卵泡"先不要急着下结论,进一步检查血激素水平是必须的,并且于下个月经周期超声连续监测排卵情况后再进一步判定,最后综合分析、排除其他病因才能得出准确的诊断。

(姜美娇　陈　慧)

—— 专家简介 ——

陈　慧

陈慧,医学硕士,副主任医师。上海交通大学医学院附属瑞金医院妇产科超声诊断科主任,擅长妇科肿瘤及内分泌疾病超声诊断。

49. "忽有忽无,忽左忽右"的卵巢囊肿

"医生,为什么我的卵巢囊肿一会儿在左边,一会儿在右边?""医生,上次检查说我有卵巢囊肿,这次怎么又说没有了呢?"在平时的妇科超声检查中,患者经常会问这样的问题。为什么卵巢囊肿会忽有忽无,忽左忽右呢?

女性朋友都有左右两个卵巢,育龄期女性通常情况下每月会排卵一次,每次有一个卵泡能顺利长大,最终发育成熟,排出一个卵子,而且一般是左右卵巢交替排卵。当成熟卵泡长到大约20毫米时就会自然排出,如果正好在排卵前做超声检查,成熟卵泡就容易和卵巢囊肿混淆,因为两者都是以液体为主的结构。如果下一次检查恰巧又碰到排卵前期,并且这次是另外一侧的卵巢有发育成熟的卵泡时,就会出现两次超声检查"卵巢囊肿"左右不一致的情况。但如果检查时适逢卵子已排出,就看不到之前的那个"卵巢囊肿"了,像是忽然消失了一样。

那么,该如何避免这种情况的发生呢？其实很简单,就是要掌握妇科超声检查的适宜时机。女性的排卵期一般是两次月经的中间,应尽量避开这段时期做超声检查,才能有利于医生判断到底是卵巢囊肿还是卵泡。即使超声检查提示有卵巢囊肿,也最好能间隔一个月,在下次月经干净一周内复查,这样才有可能判断是真囊肿还是卵泡。

(彭丽春)

— 专家简介 —

彭丽春

彭丽春,复旦大学附属中山医院超声科副主任医师。擅长乳腺、甲状腺、妇科疾病超声诊断及介入性超声诊断治疗方面的工作。

50. 警惕卵巢交界性肿瘤

生活实例

超声检查发现卵巢肿瘤后,穿刺和手术均可获得病理诊断。病理报告上有时候可能会看见一种"奇怪"的诊断:卵巢交界性肿瘤。患者拿到这样的报告都非常疑惑,甚至怀疑病理科医生的诊断水平:"交界性肿瘤究竟是什么意思？那我这卵巢上的肿瘤到底算是良性的还是恶性的呢？"

卵巢交界性肿瘤是在生长方式和细胞学特征方面介于明显良性和明显恶性之间的肿瘤,与卵巢癌相比治疗效果好得多。此类疾病临床症状不明显,许多患者是在体检中偶然发现的,也有部分患者出现下腹疼痛、腹胀不适、月经不规律等症状前来就医。

当超声报告中提示卵巢囊肿时,一般建议患者在2～3个月后经期刚结束时再次复查。如果囊肿消失或逐渐变小,首先考虑为生理性的囊肿。但是,当囊肿在随访的过程中没有消失甚至不断增大,同时超声图像中出现形态不规则的实质性部分及血流信号丰富等改变时,就需要高度警惕卵巢交界性肿瘤甚至卵巢癌的发生了,此时应及时就医。同时我们需要注意的是,一些血清肿瘤指标(如CA125、CA19‐9、HE4等)明显升高时,也在一定程度上提示了卵巢恶性肿瘤的发生。

因此定期超声检查可以尽早发现没有症状的卵巢肿瘤,以便采取有效的治疗措施。

特别提醒

尽管卵巢交界性肿瘤预后良好,生存率高,但仍有恶变的可能,并有一定的复发风险,因此我们建议术后3年内每3～6个月行妇科检查、超声以及血清肿瘤指标的复查,3年后每1年复查一次。

(钱 乐 陈 慧)

51. 女性在体检时发现盆腔少量积液要紧吗

临床上常遇到因超声体检发现盆腔少量积液而来就诊的女性,她们由于不了解盆腔少量积液到底是什么原因引起的、会对身体有什么影响而担心不已。其实,盆腔少量积液并不可怕。

女性在青春期后,卵巢中有卵泡周期性地发育成熟并排出,排卵时卵泡破裂,卵泡液随卵子排出,盆腔就会有少量积液。排卵引起的盆腔少量积液大多数情况下不会有任何感觉,所以常在体检做妇科超声检查时偶然发现,仅个别女性会有排卵期的轻微腹痛。由于子宫直肠陷凹处于盆腔最低位置,所以超声检查时多数的盆腔少量积液也见于这里。这种情况是生理性的,完全不必过于担心,也不用特殊处理,一般都会慢慢被吸收,只需超声复查随访即可,也许下次超声检查时就已经看不到了。

盆腔炎也可能会引起盆腔少量积液,这是病理性的表现。炎症反应会导致液体渗出到盆腔,形成少量积液。如果伴随腹痛、发热等不适症状则为急性炎症,此时需要抗感染治疗,治疗后症状会减轻,复查超声可见盆腔积液较之前减少甚至消失。慢性盆腔炎时,即使抗感染治疗也不会有明显效果,超声检查可能会持续或反复发现盆腔少量积液。

此外,盆腔少量积液也可见于一些过度减肥的年轻女性,其形成机制主要是营养不良性低蛋白血症,营养状况改善后自然可以消失。

（辛文琼）

52. 盆腔囊肿是不是一定要开刀

盆腔囊肿顾名思义是指位于盆腔内的囊性肿块,子宫、双侧输卵管及双侧卵巢均位于盆腔内,因此来源于妇科疾病的盆腔囊肿较多。随着妇科超声检查技术的提高与普及,盆腔囊肿较以往更易被检出。被检出盆腔囊肿的女性朋友可能会比较紧张,要不要紧? 是不是需要马上安排手术切除呢?

首先,需要指出的是盆腔囊肿不一定需要开刀。对于盆腔囊肿,妇科医生会根据妇科检查、实验室检查,以及超声等影像学检查的结果综合诊断,并制定治疗方案。

有些盆腔囊肿是需要间隔一定时间后复查超声才能做出最后诊断的,例如:和月经周期变化相关的卵巢卵泡囊肿、黄体囊肿或与怀孕有关的卵巢黄体囊肿等,一般不需要特殊处理。

有些盆腔囊肿是可以考虑先尝试药物治疗的,比如子宫内膜异位症时长在卵巢上的囊肿、盆腔炎时出现的输卵管积水。对于真正意义上的肿瘤性卵巢囊肿,则必须择期手术治疗,但手术的方式,除了传统的开腹手术,还有腹腔镜手术,更有超声引导下介入治疗。

超声引导下介入治疗,是指在超声监视囊肿图像的同时、将专门的细针穿刺进入囊肿、抽吸囊液、并注入药物。取出的囊液可以送病理检查,注入的药物可以起到闭合囊腔的作用,以避免短期复发,而且创伤小、患者恢复快。

那么,什么情况下盆腔囊肿可以考虑超声引导下介入治疗呢? 主要是一类非肿瘤性的,而且临床难治的囊肿,同时排除了月经周期、用药等影响因素。例如:严重输卵管积水、盆腔包裹性积液、卵巢内膜样囊肿,这些由炎症或子宫内膜异位症引起的盆腔囊肿对药物治疗不一定敏感、常规手术治疗又易复发,为解决患者的痛苦、避免反复多次手术,可以选择超声引导下介入治疗。

（周毓青）

—— 专家简介 ——

周毓青

周毓青,主任医师,硕士生导师。上海市长宁区妇幼保健院功能科主任,长宁区产科超声重点专科负责人,国际妇产科超声学会上海培训项目负责人,擅长胎儿超声、妇科肿瘤超声、妇产科介入超声诊疗。

53. 女性尿频、尿急,除了验尿还能做超声

女性朋友出现小便次数多、小便憋不住、小便时尿道口疼痛、小便带血的现象时,除了大家较为熟悉的尿路感染外,还可能是因为尿道存在其他疾病,例如尿道旁囊肿、尿道憩室、尿道结石、尿道肉阜、尿道肿瘤等。

尿道疾病引起的其他相对少见的临床表现,还可能有排尿不畅、漏尿、尿失禁、尿道旁可触及肿块、尿道口烧灼样疼痛、同房时疼痛等等。长期、反复出现上述这些症状,会给女性朋友的日常生活造成莫大的困扰。

此时,建议患者去泌尿科进行正规诊治,除了常规的验尿及肾脏、输尿管、膀胱超声检查外,还可以进行专门针对尿道疾病的超声检查——尿道超声检查。尿道超声是将特殊的小探头放在会阴部或者直肠部位进行检查,可以非常清晰地显示尿道的内部解剖结构及其周围结构,即使是微小的病变也难以逃脱它的"法眼",病变的数目、具体位置、大小、形态、内部是液性还是实质性、血流供应的多少等特点都能清晰显示,为泌尿科医生提供了一幅详尽的空间结构地图,能够有效地与其他相邻部位的疾病(如前庭大腺囊肿、中肾管囊肿、阴道表皮包涵囊肿等)相鉴别。再辅以尿常规、中段尿培养、尿道分泌物培养、尿道镜等相关检查,泌尿科医生可以更准确地分析病因、诊断疾病,从而及时进行针对性的药物或手术治疗,以改善患病女性的生活质量。

（应　涛）

—— 专家简介 ——

应　涛

应涛,上海交通大学附属第六人民医院超声医学科主任医师,硕士研究生导师,医学博士。擅长盆底超声、尿道超声诊疗,胎儿畸形筛查,以及妇科疾病、甲状腺疾病等超声诊断。

54. 生完宝宝后漏尿怎么办

宝宝的出生为新妈妈们带来莫大喜悦的同时，也可能会带来一些小小的烦恼。有些女性生完宝宝后，在咳嗽或者奔跑时会不知不觉地漏尿。

咳嗽、打喷嚏、大笑、奔跑等行为均会增加腹腔压力，此时出现的不自主漏尿，称为压力性尿失禁，是盆底功能障碍性疾病的表现之一。

盆底肌是封闭骨盆底的一组肌肉群，它们像"吊网"一样，吊住女性的尿道、膀胱、阴道、子宫、直肠等脏器，协同其工作。一旦这张"网"弹性变差、"网"上有破口或是"吊力"不足时，便会导致相关器官的脱垂与功能障碍。

怀孕时，盆底肌肉相比非孕时承受了更大的压力，在持续受压中容易逐渐松弛；经阴道分娩时，胎头通过产道，致使盆底韧带、肌肉及神经出现不同程度（大多是轻微）的损伤。产后一些新妈妈们会发生漏尿、阴道松弛、盆腔器官脱垂的现象，正与此有关。

但这种妊娠分娩相关的盆底肌肉神经损伤是有可能恢复正常的，一般产后42天至6个月是康复的黄金期。疾病早期可以通过物理治疗（盆底肌锻炼等）来恢复盆底支持结构的功能，达到康复；疾病晚期则需要手术治疗以缓解症状。

因此，建议新妈妈们（尤其是存在漏尿现象者）可进行盆底超声检查，检查前只需排空大小便，无需其他特殊准备。盆底超声作为一种简便、无创伤、无辐射、可重复的检查方法，能够清晰显示盆底肌形态、结构，观察是否存在撕裂、血肿，从而较为准确的评估盆底有无损伤及损伤的程度，以便早期发现、早期诊断盆底功能障碍性疾病，在临床症状不明显或症状较轻时即可通过简单的物理治疗来恢复盆底功能，改善新妈妈们的生活质量，预防疾病的加重。

（应　涛）

55. 不痛不痒怎么也会生乳腺癌

很多乳腺癌患者认为自己平时身体一直都很好，基本不怎么到医院看病，根本没有想到自己会得了这么个坏毛病。其中更有一些患者，即使无意中摸到乳房上有硬块，但因为不痛不痒，也没有其他什么不适的感觉，所以认为不会有什么大问题，没有及时到医院就诊。殊不知，大多数乳腺肿瘤，包括乳腺癌早期，确实是没有什么症状的。

绝大部分乳腺癌起病较隐匿，早期一般无症状，或仅仅表现为乳房上摸到无痛性肿块、质地硬、边界不清、活动度差。如果没有防病的意识，可能直到肿块长大，连腋窝也触摸到硬块，甚至乳房皮肤破溃、出血、流脓才来就诊，已然耽误了诊断、错失了治疗的良机。乳腺原位癌的治愈率几乎为100%，Ⅰ期乳腺癌的治愈率也达到90%以上，并且早期乳腺癌还有机会行保乳手术，因此早发现、早诊断、早治疗对于乳腺癌患者来说相当重要。

特别提醒

乳腺癌家族史、肥胖、摄入过多延缓衰老的保健品、高脂肪高蛋白质的饮食习惯、吸烟酗酒、压力大、抑郁等都是乳腺癌的危险因素，都可能增加乳腺癌发病的风险，需要引起足够的重视。

那么，要如何才能早期发现乳腺癌呢？最重要的就是要树立定期乳房体检的意识。目前，除了乳房的自检，乳腺疾病主要的检查手段有外科医生的触诊、钼靶、超声，辅以磁共振(MRI)、乳管镜等检查。其中，超声检查在乳腺疾病的早期发现、良恶性鉴别及有无腋窝淋巴结异常肿大中都起到了非常重要的作用。

即使没有任何症状，仍建议中老年妇女定期在医院正规检查，并辅以每月的乳房自检以帮助发现新生的肿块或观察原有的良性肿块是否增大，是否伴有乳头溢液等。当然，更重要的还是要培养良好的生活习惯，例如：均衡饮食，有规律的运动，注意纾解工作及生活压力以保持良好的心情，慎用可能含雌激素类的食物、药物、保健品及化妆品等。

（王　怡）

—— 专家简介 ——

王　怡

王怡，复旦大学附属华山医院超声医学科主任，主任医师，博士生导师，日本自治医科大学博士。中国声学学会生物医学工程分会主任委员，复旦大学超声医学与工程研究所副所长。擅长运用多种超声技术对乳腺及甲状腺疑难病变进行良恶性鉴别诊断。

56. 乳腺超声检查时要注意什么

乳腺疾病是女性常见病，通常患者会有乳房胀痛或刺痛感、摸到乳房上有包块或是发现乳头有溢液等，但并非出现了上述症状就一定是生了乳腺肿瘤。有时候即使摸上去很像包块也不一定是肿瘤,因为乳腺组织增生复旧不同步,局部腺体、结缔组织和脂肪等成分分布不均匀都会造成假性包块。而某些真正的肿瘤由于位置较深,受前方致密的乳腺腺体组织遮盖,患者自己往往很难触及,不易早期发现。这些情况都需要专门的影像学检查手段加以排除或确认,而乳腺超声正是一种无痛苦、无创伤、无辐射且简便、准确、可重复的影像学检查方法。

乳腺超声可以帮助明确乳腺内有无肿块及其大小、位置,确定肿块物理性质是囊性还是实质性,初步判断肿块良恶性,还可以实时引导穿刺活检。乳腺超声在乳腺肿块的检出及随访、术前评估及术后复查以及乳腺癌保守治疗效果观察等方面的应用价值都很高。

为了获得最佳的检查效果,乳腺超声检查有什么注意事项呢?首先,要知道乳腺腺体会受性激素影响,腺体成分和密度随月经周期不断变化,不同时期声像图差别较大,乳腺超声最佳检查时间一般为月经过后 3～5 天,这时候的检查结果是最准确的。其次,超声医生询问病情时患者要准确回答,如有相关的钼靶、MRI 等检查报告也应及时提供给超声医生,可帮助提示病灶,对可疑部位着重观察,利于诊断。

在检查过程中,患者需充分暴露双侧乳房及腋窝,配合超声医生摆好体位,保持安静放松,控制呼吸节奏,必要时在超声医生指导下适当屏气也有助于取得良好检查效果。

(夏罕生)

57. 哪些情况下需要做乳腺超声检查

乳腺超声检查的优势是实时动态显像、简单易行、可近期反复检查、无创伤等,适合任何年龄段、任何乳腺类型的女性,在临床已得到广泛使用。如果平时出现以下情况就需要做乳腺超声检查了。

(1) 乳腺出现可触及的肿块和腋窝肿块,局部或整个乳腺疼痛、乳头溢液。

(2) 其他影像检查发现乳腺异常或诊断困难:比如乳腺 X 线摄影(钼靶)或其他乳腺影像检查方法发现异常或肿块;钼靶诊断不清的致密乳腺、结构扭曲和难以显示的乳腺肿块。

(3) 乳腺病变的定期复查:既往超声检查发现乳腺病变,再次超声检查来观察肿块稳定性和周期性变化(随访时间视病变特点而定);乳腺癌新辅助化疗中,随访肿瘤大小、血供、引流淋巴结等变化。

（4）乳腺外科术前、术后评估：术前评价病变的位置、大小、肿块的数目，引流区淋巴结受累情况。根据病变的声像图特征推断肿块良、恶性，判断困难时行超声引导下穿刺活检。术后早期了解局部血肿、积液、水肿等情况；术后定期随访检查有无乳腺恶性肿瘤局部复发和淋巴结转移等。

（5）超声引导下乳腺疾病介入诊断和(或)治疗。

乳腺超声检查作为钼靶的补充筛查方法，比钼靶更适用于显示女性致密的乳腺组织。尤其推荐 40 岁以上的女性，常规选择超声检查和钼靶这两种技术联合评估，可大大提高乳腺癌的检出率。

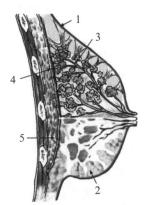 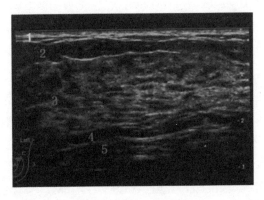

▲左图为正常的乳腺组织结构，右图为超声所见

图中 1 为皮肤，2 为皮下脂肪层，3 为腺体层，4 为乳腺后间隙，5 为胸壁肌层

（徐辉雄）

58. 钼靶结果阴性，还有必要再做超声检查吗

生活实例

有些来做乳腺超声检查的患者会有这样的疑问："医生，我刚做过乳腺钼靶检查，就说我有点乳腺增生，也没其他什么毛病了，怎么门诊医生还叫我再来做个乳腺超声检查呢？ 是不是用不着了呀？"其实，乳腺钼靶和超声检查的机制完全不同，各有优缺点，不能互相代替。即使钼靶检查没什么特别的发现，该做的超声检查还得做。

钼靶检查的全称是乳腺钼靶 X 线摄影检查。众所周知,其对乳腺内细钙化很敏感,而超声检查对此相对较弱。如果没有低回声病灶衬托,即使钼靶上很明显的细钙化超声也可能显示不清。由于部分早期乳腺癌可仅表现为成簇的细钙化灶,因此钼靶检查是不可或缺的。

超声检查虽说对细钙化显示勉为其难了点,但对乳房内肿块的显示很有优势,不仅能显示病灶的大小、形态、结构,还能判断病灶是囊性还是实质性,观察病灶内血流灌注的情况、了解病灶的软硬度、发现腋窝是否有异常肿大的淋巴结等,帮助判断病灶良恶性、提高诊断的准确性。而钼靶会因为乳腺组织致密、重叠等因素影响,有时难以辨别是正常腺体还是肿块,对病灶囊、实性判断也较困难,而且其一定的辐射性也限制了使用范围和检查次数。

综上所述,乳腺钼靶和超声检查是两种完全不同的检查手段,反映的是乳腺组织及其病变的不同方面,两者各有优势,可以很好地弥补各自的不足,是相辅相成的。

值得一提的是,随着超声技术的不断发展,超声对乳腺病灶的检出率明显提高,有时甚至能检出 3～5 毫米的乳腺微小病灶,并且可帮助明确绝大部分乳腺肿块的性质,是重要的乳腺癌检查手段。而且乳腺超声检查适合任何年龄段、任何乳腺类型的女性(包括青春期女性、哺乳期女性、腺体很致密的女性等),且无扫查盲区,可作为随访的最佳方法。

(王 怡)

59. 乳腺健康普查,钼靶和超声检查哪种更好

钼靶和超声是两种基本乳腺影像学检查手段,两者各有优势和不足,对于乳腺健康普查而言,很难简单地说哪种检查更好,而是应该根据实际情况合理选择。

钼靶检查是一种低剂量乳腺 X 线拍摄乳房的技术,能同时检查双侧乳腺,方便进行比较和对照,是健康人群乳腺普查的首选方法,可以发现乳腺增生、各种良恶性肿瘤以及乳腺组织结构紊乱;而且 X 线对微小钙化高度敏感,某些乳管内发生的、还没有形成结节的早期肿瘤,体格检查无法触及,却能在钼靶摄片时显示成簇钙化点而得以发现。钼靶的缺点在于具有一定的辐射性,且中国女性多数乳腺体积较小,腺体致密,乳腺组织含量比脂肪组织高,X 线无法清晰显示局部细节而容易遗漏部分病灶,或难以准确区分正常腺体及病灶。等到年龄

大了,乳房中腺体组织萎缩而脂肪组织含量增加,乳腺密度降低,此时做钼靶检查效果才比较好。

钼靶检查的缺点恰恰是乳腺超声检查的优势所在,两者互补性强,相辅相成。超声检查能清晰显示乳腺组织内部结构,找出腺体组织中的病灶,即使是5毫米左右的微小肿块也能被检出,对于一些仅表现为乳腺导管扩张、还没有形成结节的病灶超声也能发现,判断肿块性质和具体位置的能力也优于钼靶检查。乳腺超声检查无辐射,可以短期内反复多次检查,方便复查随访。

乳腺健康普查的主要目标是早期检出病变,为了达到这个目标必须要结合被检查者的实际情况和不同检查方法的特点。目前,公认的项目选择和检查频次原则是:临床触诊检查阴性,又没有任何乳腺癌高危因素的健康女性,20～40岁者可以1～3年进行一次超声检查;40～50岁者每2年进行一次钼靶检查;>50岁者每年进行一次钼靶检查;备孕、孕期及哺乳期女性应慎做钼靶检查,但可以做超声检查。而有乳腺癌病史、家族史或遗传易感基因检测阳性等高危因素人群,建议每年同时行钼钯和超声检查。

(夏罕生)

60. 乳腺结节超声如何定性

乳腺结节通常是指由于乳腺组织的结构发生变化,而使其内部产生可被影像检查发现的“肿块”性疾病。发现乳腺结节后,先不要惊慌失措,因为乳腺小叶增生、乳腺纤维腺瘤、乳腺乳头状瘤、乳腺囊肿、乳腺炎及乳腺癌等都可以表现为乳腺结节。患者可先通过乳腺超声、钼靶X线和乳腺MRI等检查手段鉴别乳腺结节的良恶性。对于年龄在绝经期前后的妇女,如果发现乳腺中有无痛性结节,一定要引起足够重视。

为给出乳腺超声检查结节良恶性概率结果,目前已应用美国放射学会(ACR)所制定的乳腺影像报告和数据分级系统(BI－RADS)。BI－RADS分为0～6级。

0级是评价不完全,需要结合其他影像学检查才能做出最终评价;

1～3级倾向良性,需要定期随访;

4级(4a、4b、4c)可疑恶性病变,应考虑穿刺活检;

5级几乎肯定为恶性病变,应就诊于乳腺外科采取适当措施;

6级是病理诊断为恶性。

如今,超声新技术如超声造影、弹性成像、自动乳腺全容积扫描成像等的临床应用,更是为乳腺结节的诊断和鉴别诊断提供丰富的信息。

(王 琳)

61. 乳腺摸到"硬块",有必要做超声弹性成像检查吗

随着现代人生活方式的改变,女性乳腺疾病的发病率较以往有所升高。乳腺肿块是乳腺疾病的常见体征,多无自觉症状,因此常是在无意中发现的(如洗澡、更衣时)。

当乳腺摸到"硬块"时必须引起重视,可到医院做个超声检查,确认乳腺是否真的长了肿块,并判断肿块的性质。

目前,超声检查已经成为乳腺癌筛查、早期诊断的重要手段之一。二维超声是发现并诊断乳腺癌的基础,可显示肿块的大小、形态、边界、内部及后方回声特征。但是乳腺肿块图像表现复杂,有的时候仅仅依靠二维超声还不足以明确诊断。此时,乳腺肿块的"软硬度"对良恶性的判断具有一定的辅助价值。乳腺超声弹性成像正好可以反映组织弹性的特征,可提供关于病变组织软硬度的信息。

在超声弹性成像应用于乳腺疾病之前,对乳腺肿块软硬度的确定主要是通过外科医生触诊,但是乳腺囊肿、乳腺小叶增生、纤维腺瘤、乳腺癌等都是"硬块",对外科医生手感的依赖性强,只有临床经验丰富的外科医生才能较为准确地做出判断。

乳腺超声弹性成像则较为客观,能够半定量、定量地反映病变组织软硬度。目前,临床广泛应用的超声弹性成像方法有压迫性弹性成像及剪切波弹性成像。压迫性弹性成像根据不同组织在受到外力压迫后发生变形的程度不同,将受压前后回声信号移动幅度的变化转化为彩色图像,借图像色彩反映组织的硬度。剪切波弹性成像则是由超声探头发出剪切波,通过剪切波在不同组织内传播速度的不同来反映组织的硬度。

乳腺超声弹性成像使超声拥有了鉴别乳腺肿块软硬度的能力,弥补了外科医生触诊的不足,提供了一种有助于判断乳腺肿块良恶性的"新式武器"。

(江 泉 张 渊 朱一成)

62. 什么情况下需做超声引导下乳腺肿块穿刺活检

在日常超声检查工作中,乳腺超声检查发现肿块者并不少见,超声医生根据肿块的形态、方位、边缘、有无钙化、后方有无回声衰减及彩色血流情况等超声声像图特征,进行综合分析,给出乳腺肿块的影像报告与数据分级(BI－RADS),根据分级的情况,再决定是否需做超声引导下的乳腺肿块穿刺活检。

那么,根据 BI－RADS 分级,到底什么情况下需做超声引导下乳腺肿块穿刺活检呢? 对于超声诊断乳腺肿块为 BI－RADS 4 级的患者,其肿块有可能恶性,为了进一步明确乳腺肿块良恶性,需要进行超声引导下乳腺肿块穿刺活检,取得条状的肿块活组织,明确病理诊断后,可以制定适宜的治疗方案。而乳腺肿块超声分级为 BI－RADS 5 级的患者,其乳腺癌的诊断基本已确定,但化疗需要确凿的病理依据,在进行新辅助化疗前必须通过超声引导下乳腺肿块穿刺活检,以获得准确的病理诊断结果。

超声引导下乳腺肿块穿刺活检的过程中,超声可以实时显示穿刺针行进的全过程(见下图),定位准确,操作安全、简便,取得的肿块活组织能明确性质,可以提高乳腺癌的术前确诊率,减少误诊,在手术前即对手术方式的选择、手术后患者预后情况做到心中有数。

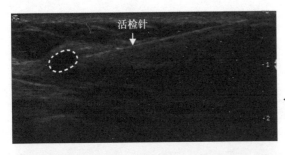

◀ 活检针刺入乳腺肿块的前缘,虚线圈处为乳腺肿块

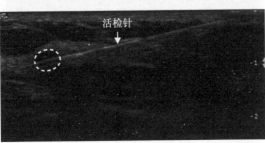

◀ 启动弹射装置,活检针进入乳腺肿块,瞬间完成组织切割

(朱雪萍)

—— 专家简介 ——

朱雪萍

　　朱雪萍,上海市普陀区人民医院超声医学科主任,主任医师,上海市医学会超声医学专科分会浅表学组及区县协作组成员,上海市超声医学工程学会理事会常务理事。擅长于腹部超声、浅表器官超声及介入超声等诊断,具有丰富的临床经验。

男|同|胞|的|烦|恼

63. 疑似精索静脉曲张通过超声检查能确诊吗

精索静脉曲张是一种血管性疾病，发病率在成年男性中约占 15％，是因精索静脉瓣膜功能障碍，血流淤滞，导致蔓状静脉丛发生不同程度的迂曲扩张。精索静脉曲张是男性不育的重要病因之一，而经外科手术治疗后，约半数患者精子质量能够得到改善。

过去，精索静脉曲张的诊断主要靠临床症状和触诊。泌尿科医生根据观察阴囊上方的皮肤浅静脉、触摸精索区的静脉血管团来判定是否存在精索静脉曲张。但是，这容易受到医生个人经验等因素的干扰，影响其诊断的客观性和准确性。不同的医生往往会有不同的诊断结果，尤其是对亚临床型的精索静脉曲张，依靠手法触摸多无法发现异常。

高频彩色多普勒超声是目前无创、准确诊断精索静脉曲张的影像学诊断方法，对于疑似精索静脉曲张的患者，均建议进行超声检查。高频超声可以直观地显示走行迂曲、扩张的精索静脉，并准确地测量腹股沟处精索静脉的内径，为精索静脉曲张提供最准确可靠的诊断依据。不仅如此，还可以通过彩色多普勒超声观察精索静脉的血流动力学改变，准确地测量精索静脉的反流时间，判定精索静脉曲张程度，可为临床提供精索静脉曲张的形态及血流动力学改变的双重信息，尤其对亚临床型精索静脉曲张具有更大的实用价值。因此，目前超声检查是帮助泌尿科医生诊断精索静脉曲张的一项必不可少的检查项目。

（张时君）

64. 无精子症患者治疗前为什么必须做超声检查

无精子症是指不育男性经过 2 次以上的精液分析没有找到精子，虽然超声无法直接观察到睾丸中的精子，但是在无精子症病因的诊断中有着非常重要的作用。

无精子症根据其病因，分为梗阻性和非梗阻性。所谓梗阻性无精子症是指睾丸具有正常的产生精子的能力,但是由于先天性或后天性的原因导致输精管道梗阻,睾丸内的精子无法排至体外。就像工厂可以正常地生产产品,然而由于运输环节瘫痪,产品无法顺利送到消费者手中。造成这种情况的原因可以是先天性的输精管发育不良或缺如、后天性的感染、外伤或医源性损伤导致输精管梗阻。现在,通过高频超声结合经直肠超声检查技术已经可以较为清晰地显示大部分的输精管道,使得寻找输精管梗阻的具体位置成为可能。

非梗阻性无精子症,它的病因正相反,患者具有正常的输精管道,然而睾丸由于种种原因而存在缺陷,无法产生正常的精子。就如同工厂由于原料或设备问题,无法生产出合格的产品。造成睾丸缺陷的原因有很多,但是都导致一个共同的结果,即睾丸体积一般小于正常。超声可以通过测量睾丸的上下径、前后径及左右径,计算出睾丸的体积,从而对非梗阻性无精子症进行诊断。除此之外,非梗阻性无精子症的小睾丸在超声图像中还存在着睾丸内回声不均匀,睾丸内血流减少等特征性的表现。

因此,超声检查可以让我们对男性无精子症的病因有一个较为明确的诊断,针对不同的病因,处理方法也不同。对输精管道不通的患者,我们可以给他疏通;对睾丸存在缺陷的患者,可以尝试睾丸显微取精。这些措施为患者带来了生育的希望,所以说超声是无精子症治疗前不可缺少的一项检查。

(张时君)

65. 哪种超声检查可以诊断前列腺癌

前列腺癌是一种对影像学检查不敏感的恶性肿瘤,不论是常规的经腹及经直肠超声检查,还是较为先进的超声造影及弹性成像检查,甚至是多参数磁共振(MRI),对前列腺癌的诊断都没有令人满意的效果,然而超声引导下的前列腺穿刺活检却是目前诊断前列腺癌的金标准。

经直肠超声能贴近前列腺进行检查,获得前列腺内部结构的清晰图像,能发现较小的、较隐匿的可疑病灶。超声造影及弹性成像检查更可以提供病灶内微血流灌注及硬度的情况,以协助诊断。另外,经腹超声检查虽然发现前列腺内可疑病灶的能力远远不及经直肠超声,但是在检出前列腺癌是否伴有盆腔淋巴结转移方面具有一定的作用。如果条件允许的话,结合多参数 MRI 检查将更加有利于可疑病灶的确定。

前列腺内可疑病灶确定后,就可进行超声引导下的前列腺穿刺活检。由于前列腺癌病理类型 98％为腺癌,发病部位 75％起源于外周带,20％起源于移行带,5％起源于中央带。在超声的实时引导下,我们首先根据前列腺癌的好发部位以及前列腺体积的大小采用 8 针、10 针、12 针等进行穿刺,另外再加上对可疑病灶部位穿刺 1～2 针,这种方法对前列腺癌的诊断起着重要的作用。

特别提醒

老年男性,不明原因的前列腺特异抗原(PSA)升高,尤其是伴有前列腺内可疑病灶者,都建议进行超声引导下的前列腺穿刺活检,做到早期诊断、早期治疗,以延长寿命、提高生活质量。

（吴　蓉）

—— 专家简介 ——
吴　蓉

吴蓉,主任医师,教授、博士生导师。现任同济大学附属第十人民医院超声医学科行政副主任,兼任中华医学会超声医学分会浅表组织和血管专业委员会委员,上海市医学会超声医学专科分会浅表组织和血管学组委员,主要从事腹部及浅表器官超声诊断,尤其擅长前列腺、乳腺等疾病的超声诊断。

66. 发现 PSA 升高后进一步该做什么检查

随着医学知识的普及和健康体检意识的加强,很多中老年男性对前列腺特异抗原(PSA)并不陌生,知道这是筛查前列腺癌非常重要的指标。但是,PSA 升高就一定是得了前列腺癌吗? 那也未必,前列腺炎、良性前列腺增生和前列腺癌均可导致 PSA 升高,一旦发现 PSA 升高,应该要提高警惕,但是也不必过于惊慌,及时到医院就诊即可。

现代影像学技术在前列腺癌的诊断上很有价值,甚至能发现 PSA 正常的前列腺癌。二维灰阶超声、前列腺磁共振成像是最重要的两项检查。现代超声,除了常规的经直肠超声检查以外,还可以采用弹性成像、超声造影等技术来发现前列腺内部微小的可疑病灶。磁共振成像也能发现前列腺的蛛丝马迹,而且和超声有良好的互补性。通过这两项技术再结合 PSA 结果,决定是否要行超声引导下前列腺穿刺活检,确定需要活检的可疑病灶具体位置,前列腺癌的诊断率因此大大提高。

那如果 PSA 指标结合影像学检查结果已经高度怀疑前列腺癌,我们能不能不做穿刺活检就直接进行治疗呢? 答案当然是否定的。首先,病理诊断是前列腺癌诊断的金标准,在没有取得病理学的证据前仅凭影像学表现不能最终确诊前列腺癌。最关键的是,前列腺癌的恶性程度可通过病理组织学分级进行评估,对指导治疗方案至关重要。

对大部分前列腺癌患者而言,手术切除治疗是必须的。但活检病理显示为极低危、低危的前列腺癌患者,如果符合一定的条件甚至可以不急于采取积极治疗,而先密切观察。晚期前列腺癌无法手术的患者,则以内分泌治疗为主。目前,在治疗前即获得病理结果的唯一途径就是前列腺穿刺活检。

仅凭 PSA 升高不一定非要做前列腺穿刺活检不可,一旦影像学检查也有异常发现,或者有其他恶性证据(出现转移相关的症状)时,则建议行超声引导下前列腺穿刺活检术。

(陈 磊)

—— 专家简介 ——

陈 磊

陈磊,医学博士,上海交通大学附属第六人民医院副主任医师。中国超声医学工程学会第二届介入超声专委会委员。在泌尿系超声诊断(尤其是男性尿道疾病超声诊断)、男科超声以及超声介入治疗等方面有所专长,主要研究方向为肿瘤热损毁介入治疗、尿道疾病超声诊断以及修复重建。

67. 做前列腺穿刺活检前后需要注意些什么

前列腺穿刺活检是在经直肠超声(TRUS)的引导下,将穿刺活检套针穿入前列腺内,取出条状前列腺组织,进而对其进行病理学检查,是诊断前列腺癌的金标准。

前列腺穿刺活检已应用了几十年,大量临床实践经验表明,穿刺活检基本无导致肿瘤转移之忧。然而,尽管在超声引导下的前列腺穿刺活检很安全,但其仍属有创检查,因此严格把控穿刺的适应证是必须的。而患者穿刺前也须做好充分准备,并了解穿刺后可能出现的情况,才能做到就医不慌张,配合好检查。

那前列腺穿刺活检前需要做什么准备呢? 首先要验血,包括血常规、出凝血功能等,以判断是否存在感染、严重贫血、血小板减少、凝血功能异常等穿刺禁忌证;然后,一些影响凝血功能的药,像阿司匹林等,需遵医嘱停药一段时间再进行穿刺;另外,穿刺前一天开始口服抗生素以预防穿刺后感染;最后,患者在穿刺前需口服泻药,做灌肠准备。

穿刺后需要注意些什么? 出血是前列腺活检后最常见的并发症,主要表现为血尿、血精、血便(经直肠穿刺)、会阴部血肿(经会阴穿刺)。穿刺后,患者应大量饮水,多排尿,如有少量出血不必过于紧张,基本在一周内可以逐渐缓解。若发现严重尿道、直肠出血,应及时急诊治疗。也有少数患者穿刺后会出现泌尿系感染和发热症状,所以穿刺后应继续服用抗生素,监测体温情况,如体温超过38 ℃应及时就诊。

另外,穿刺后有一部分患者会发生小便解不出(急性尿潴留)的情况,特别是穿刺前已有明显前列腺增生和明显尿频、尿急、排尿困难等下尿路症状的患者,这时需临时留置导尿。在饮食方面,术后患者应避免饮酒、忌食辛辣食物。

特别提醒

有的患者穿刺时过度焦虑,加上直肠内探头的不适感,一部分患者穿刺中会出现"虚脱"现象,主要表现为呕吐、心动过缓和血压下降。一般将患者体位调整为头低脚高位,并静脉补液,通常能缓解症状。

(谢少伟)

68. 哪种前列腺穿刺活检术是最佳选择

前列腺穿刺活检的方法有最传统的盲穿法、目前常规使用的超声引导法和国外偶有使用的磁共振引导法,这些方法哪一种更优呢? 目前而言,国际上公认经直肠超声引导下前列腺穿刺活检术是最佳选择。

相对于最传统的盲穿而言,经直肠超声引导下前列腺穿刺活检术的优势明显。盲穿是指仅仅做个直肠指检就做穿刺,无法确定穿刺到的一定是前列腺而非周围其他结构。有了经直肠超声引导,我们可以清楚地看到前列腺内部结构和周围邻近的脏器,超声图像指向哪儿就穿到哪儿,避免了盲穿造成的意外伤害。

经直肠超声在前列腺癌可疑病灶的确定方面价值很高,在穿刺活检前,除了常规二维超声以外,彩色血流观察、弹性成像技术、超声造影技术都能帮助超声医生发现前列腺内极微小的可疑病灶,在超声引导下瞄准这些可疑病灶进行穿刺,可以提高穿刺准确率。

在条件允许的情况下,借助融合导航技术,磁共振图像作为补充,瞄准磁共振发现的可疑位点穿刺,可进一步提高的穿刺阳性率。即使是影像学检查没有发现任何可疑病灶者,还可以利用超声引导做系统穿刺(把前列腺分成若干个区域,分区域穿刺活检),有望找到前列腺隐匿癌。

在国外,也有开展磁共振引导下前列腺穿刺活检术,相对于超声引导而言,操作繁琐,需要使用特殊针具,费用贵,不能广泛开展。目前而言,经直肠超声引导下前列腺穿刺活检术仍是主流首选。

特别提醒
___

在进行前列腺穿刺活检之前,必须提前3天以上停止使用抗凝药物(阿司匹林、华法林等)或活血化瘀的药物,以避免大出血。

(陈　磊)

69. 超声引导下经直肠前列腺穿刺活检是如何进行的

很多人比较关心的超声引导下前列腺穿刺活检目前是诊断前列腺癌的金标准,是在超声探头引导下进行的一项有创操作,是否疼痛、有没有危险、需要注意些什么等。检查有经会阴和经直肠两种途径,现在主要以经直肠穿刺为例具体说明一下操作过程。

(1)患者通常左侧卧位,膝部与髋部屈曲90度以内,背部与检查台平行,臀部置于检查台边缘。

(2)穿刺的医生对患者臀部、周围区域以及直肠内部进行消毒、铺无菌单;肛门内涂盐酸利多卡因凝胶,进行局部麻醉,减少操作时的疼痛。

(3)用超声探头伸入直肠,观察前列腺的形态、大小、有无异常回声等。

(4)观察完后,在超声探头上装好弹簧传动的活检枪开始穿刺。穿刺针数目前多推荐10针及以上,每按一下穿刺针,发出一声响,弹簧传动的活检枪弹出,一次可取出长约1.5厘米的前列腺细条组织。

(5)穿刺结束后,医生会在患者的肛门内塞上棉球,可起到压迫止血的作用,穿刺结束后2~3小时可将其排出;而穿刺出的前列腺组织,则需泡在福尔马林溶液中,送病理检查。穿刺后3~5个工作日能获得穿刺的病理结果。

整个过程结束,回到病房后,患者需要继续静脉输注抗生素来预防感染。患者卧床休息,注意尿色、大便颜色及体温等变化,若没有明显的发热、血尿、血便、尿潴留等,穿刺后第二天上午患者便可办理出院。

（徐辉雄）

70. 前列腺穿刺活检术后怎样观察和预防并发症

前列腺穿刺活检术是目前确诊前列腺癌的最主要的方法,通常在经直肠超声的实时监测下完成,具有创伤小的优势。但毕竟还是一种有创伤的检查方法,仍有可能会产生一些并发症,对身体造成一定的伤害。

特 别 提 醒

为了安全,患者术后不要立即离开,需在家属陪同下留院观察一会儿,注意有无头晕、脸色苍白、出冷汗等症状,一旦出现,需及时告知医护人员。如无特殊不适,在术后能正常排尿后方可离开。

前列腺穿刺最常见的并发症是出血,包括血尿、血精以及经直肠穿刺途径引起的直肠出血。其中血尿症状最为常见,常持续 2～3 周。只要不是大量出血,且逐渐减轻,则无需特殊治疗。但是出血量大时一定要及时就医。

经会阴部体表进行穿刺的患者,术后感染的发生率较少,一般不需要服用抗生素。经直肠穿刺的患者,需在术前及术后按医嘱预防性服用抗生素。穿刺后,如出现寒战、发热以及尿频、尿痛、尿急等症状,需及时就诊。

前列腺穿刺活检术后无需忌口,正常饮食即可。建议多饮水、多排尿,这样可以帮助预防泌尿系统感染,并可减轻血尿症状。

71. 穿刺未发现前列腺癌，还需要再查什么吗

前列腺穿刺活检术存在一定的漏诊率,因此,穿刺病理结果未发现前列腺癌的患者并不能完全排除前列腺癌的可能。对于这部分患者来说,穿刺活检术后需定期复查前列腺特异抗原(PSA)、前列腺超声及前列腺磁共振,如 PSA 持续上升或影像学检查怀疑前列腺癌,可能仍需再次行前列腺穿刺活检术。

（陈　磊）

准│妈│妈│的│忧│虑│

72. 孕期超声检查分为几个阶段

怀孕后,准妈妈产检都需要做超声检查,她们经常困惑:超声检查做多了是否对胎儿有害? 答案是否定的,超声检查对胎儿是安全的。首先超声并没有放射性危害,其次医学上使用的超声是低强度的,最后,常规的孕期超声检查时间并不长。因此,至今尚没有因超声检查引起胎儿畸形的报道。

正常情况下,整个孕期的超声检查可分为 5 个阶段。

(1) 孕 10 周前:一般从停经约 50 天开始,主要诊断是宫内还是宫外妊娠,观察胚胎发育情况,明确孕囊数,明确是单胎还是双(多)胎。可以早期发现异常妊娠或子宫附件疾病。

(2) 孕 11~14 周:主要测量胎儿颈项透明层(NT)值;排除部分早发畸形。

(3) 孕 18~24 周:最重要的一次胎儿系统超声检查,能排除约 70% 的结构畸形。但是,超声检查有局限性,受各种因素影响,超声提示未见明显异常,并不等于一切正常,一些晚发或潜在的胎儿畸形要晚孕期或生后才能知道。

(4) 孕 28~32 周:主要进行胎儿生长测量及多普勒脐血流测定,估测胎儿生长发育,有时可检查出一些晚发的胎儿畸形或胎盘病变。

(5) 孕 36~40 周:主要估算胎儿体重,观察胎位、羊水、胎盘位置、脐动脉血流及脐绕颈等情况,以便临床选择正确分娩方式。

希望准妈妈们能够正确科学地理解孕期超声检查,把握好检查的时机,不能由于害怕或不重视孕期超声检查而擅自减少检查次数、更改检查时间,造成漏诊或延误诊疗时机。但也没必要过于紧张,频繁要求做超声检查,只需遵从医嘱就好。

(杨海英)

73. 已经知道怀孕了,为什么还要做超声检查

一般妇科医生会要求疑似怀孕的妇女做个尿妊娠试验,并做个超声检查。

尿妊娠试验已为大众所熟悉,市面上到处有售的验孕试纸和验孕棒就可以自行排查是否怀孕,非妊娠女性呈阴性,妊娠女性则为阳性,准确率非常高。对于尿妊娠试验呈阳性的妇女,既然已经知道是怀孕了,为什么还要在孕早期做这个超声检查呢?

孕妇自怀孕起至孕 12 周末的这段时间叫做孕早期,孕早期超声检查的必要性主要包括以下 4 个方面。

(1) 明确是否正常的宫内妊娠:虽然尿妊娠试验比超声检查能更早发现是否怀孕,但是并不能确定是正常的宫内妊娠,因为宫外孕和葡萄胎患者尿妊娠试验也表现为阳性。只有结合超声检查,才能明确是否是正常的宫内妊娠。

(2) 确定单胎还是多胎妊娠:超声检查还可以确定怀的是单胎还是多胎(双胞胎、三胞胎等),对于多胎妊娠的孕妇,超声检查还要判断胎儿是共用一个胎盘还是有各自的胎盘,这对产科处理是非常重要的,最好在妊娠 14 周之前通过孕早期超声检查明确。

(3) 协助推断准确的孕周:有些孕妇平素月经不规律,有些孕妇记不清准确的末次月经时间,通过超声检查准确测量早孕期胚芽长度或胎儿头臀长,可以准确推断孕周、推算预产期。

(4) 早期发现不良妊娠:孕早期超声检查还可以尽早发现一些不良妊娠事件,例如胎死宫内、严重胎儿畸形、难免流产等,有助于及时进行相应处理。

孕早期超声检查当然也有一定的局限性:有的妇女停经已经近 50 天,尿妊娠试验呈阳性,但经腹壁甚至是经阴道超声检查仍然不能发现宫内孕囊的情况,此时需要继续密切观察;另外,尽管超声检查能够发现大多数的宫外孕,但因部位不同、妊娠时间长短不同,仅凭一次超声检查也不一定就能够发现。

(孔凡斌)

—— 专家简介 ——
孔凡斌

孔凡斌,医学博士,博士后,主任医师,硕士生导师,复旦大学附属妇产科医院超声科副主任。主要研究方向:脐带及胎盘异常对胎儿发育的影响,孕早期胎儿畸形诊断。

74. 孕早期做阴超检查会引发流产吗

妇女停经一个多月后,化验尿 HCG(人绒毛膜促性腺激素)阳性,即意味着怀孕了。此时,如果妇科医生建议孕妇做个阴超检查看看,准妈妈常常会马上向医生提出质疑:为什么必须要做阴超检查? 我的宝宝好不容易才怀上的,孕早期做阴超检查会不会引发流产呢? 其实,孕早期可以做阴超检查,并且有些情况是必须要做阴超检查的。

超声检查无创、快速、实时,到目前为止,全世界已经有很多专家对超声波的安全性做过相关研究,但没有一个肯定的结论证明超声波对人体有害,也没有因超声检查而致胚胎死亡的报道。

阴超被认为是长在妇科医生手指上的"眼睛"。孕早期,子宫还没有很大,部分孕妇受腹壁脂肪厚、腹腔气体遮挡、肠内容物干扰、膀胱充盈不足等影响,盆腔部分结构经腹部超声检查显示模糊,容易误诊或漏诊,而阴超能够避免这些客观因素的干扰,能更细致地观察子宫、附件等结构,为临床提供全面准确的信息。

尤其需要指出的是,阴超最大的优点是能更早发现孕囊及原始胎心搏动,明确怀孕是宫内还是宫外,为孕妇继续妊娠或放弃妊娠提供准确依据。

阴超其他方面的作用还有:明确是否存在子宫畸形、子宫肌瘤、卵巢肿瘤等妇科疾病,可以缓解或提前干预一些妇科疾病所导致的难以继续妊娠的无奈;除外葡萄胎等其他异常妊娠;既往有剖宫产史的孕妇还要除外切口妊娠的可能,一旦发现则需密切随访,必要时紧急处理,选择合适的方式及时终止妊娠,避免胎盘植入、子宫破裂大出血的发生。

阴超图像显示清晰,诊断准确率高,较经腹超声检查耗时短,且不会增加流产风险。孕早期先兆流产出血一般是胚胎本身发育不良或孕妇本身疾病所致,与阴超检查没有直接关联,不必过分担忧而抗拒检查,妇科医生觉得有必要时还是要听从他们的专业意见。

(杨海英)

75. 孕早期超声筛查有可能发现哪些胎儿异常

常常有孕妇提问：既然孕中期要做超声大畸形筛查，那为什么孕早期还要做超声筛查呢？孕早期超声筛查的时间定在孕 11 周到 13 周加 6 天，胎儿头臀长度在 45～84 毫米之间，孕期这么早、胎儿这么小，超声到底可以做哪些方面的筛查？

测量颈项透明层(即 NT)检查是孕早期胎儿畸形筛查的重要内容，NT 厚度增加的胎儿染色体异常风险增加 10 倍以上，另外 NT 增厚还与胎儿结构畸形有关，譬如：胎儿心脏、骨骼、胸腔的畸形都可能引起胎儿 NT 厚度增加。

根据难易程度不同，孕早期超声筛查有可能发现的胎儿结构畸形分为以下几类：

(1) 易于诊断的胎儿结构畸形有：无脑儿、腹壁损伤(脐膨出、腹壁裂等)、前脑无裂畸形、心脏异位、脑膨出。

(2) 可能诊断的胎儿结构畸形有：巨膀胱、严重脊柱裂、致死性骨骼系统发育不良、单腔心等。

(3) 难于诊断的胎儿结构畸形有：面部异常、肺部回声改变的损伤、胼胝体发育不全、消化道畸形、小脑发育不全、肾脏异常、马蹄内翻足、手指脚趾异常等。

孕早期超声筛查确实能发现一些畸形，如能早期发现胎儿畸形，有利于孕妇及其家庭及时采取适当的处理措施。但是，由于孕早期胎儿器官较小，受超声仪器分辨率的影响，孕早期超声筛查较为困难，必须要做孕中期超声大畸形筛查才有可能发现。值得注意的是，胎儿结构异常检出的难易程度也是相对的，受孕妇腹壁厚度、胎儿胎位等多方面因素的影响，有时即使是理论上易于诊断的结构畸形也偶会出现漏诊的情况。

(孔凡斌)

76. 剖宫产后再次怀孕者需重视超声检查

近年来我国剖宫产率有逐年攀升的趋势，因此剖宫产后再次妊娠并出现前置胎盘、胎盘植入等情况也较以往增多。

正常情况下胎盘附着于子宫体部，而前置胎盘附着于子宫下段甚至覆盖宫颈内口。妊娠晚期或临产后子宫下段逐渐伸展而位于该处的胎盘不能相应地伸展,导致前置部分的胎盘与其附着部位剥离,可致母体出血。其特点是患者出血前无任何征兆,临床上有这样的例子:孕妇一觉醒来,发现自己已躺在血泊之中,我们称这种情况为无痛性大出血。超声观察胎盘位置、测量胎盘下缘与宫颈内口间的距离是诊断前置胎盘的首选方法,安全、简便、准确、可重复,可早期诊断且便于随访,对保障孕产妇及胎儿的生命安全具有重大价值。

前次剖宫产导致的子宫切口部位肌层或内膜损伤、修复不全,子宫切口愈合不良等,使受精卵着床于原子宫切口瘢痕处,易发生胎盘植入。胎盘植入的孕妇产后易出现胎盘滞留、大出血、子宫穿孔、继发感染等,是产科的严重并发症。超声可以判断胎盘位置,如位于子宫前壁下段则需进一步深入观察,胎盘植入的典型超声表现:胎盘增厚、胎盘内血池异常丰富、子宫肌层变薄、胎盘与子宫肌层之间的间隙消失。对于超声检查提示胎盘植入可能的孕产妇,产科医生可以提前计划适宜的分娩方式及后续治疗方案。

近年来,过去较为罕见的子宫切口部位妊娠的发病率也有所上升。超声检查是诊断本病较为可靠的方法,宫内孕囊或胎盘组织位置低,位于子宫下段切口处,与切口处肌层分界不清,孕囊与切口间血流丰富。子宫切口部位妊娠一经确诊应立即终止妊娠。

综上所述,剖宫产后再次妊娠的孕妇,一定要按产检要求完成超声检查,及时发现隐患,以保障母体及胎儿的生命安全。

(幸文琼)

77. 为什么要对孕中晚期胎儿进行超声分级检查

胎儿在每个阶段的形态特征并不完全相同,各阶段的观察重点也是不一样的。有时,我们只需要测量胎儿大小,有时则需要观察胎儿结构。各级医生的能力也有所不同,有的仅仅擅长常规胎情监测,有的还能做"大排畸"。胎儿超声检查究竟怎样管理会更合理一些呢? 中国医师协会超声医师分会组织相关专家经过两年多的讨论,于2012年颁布了《产前超声检查指南》,提出结合胎儿生长特点与我国实际情况,对孕中晚期胎儿实行分级检查。

孕中晚期胎儿超声检查具体分为4级(Ⅰ到Ⅳ级):Ⅰ级为一般产前超声检查,主要进行胎儿主要生长参数的检查;Ⅱ级为常规产前超声检查,初步筛查六大类畸形,包括无脑儿、严重脑膨出、严重开放性脊柱裂、严重胸腹壁缺损伴内脏外翻、单腔心、致死性软骨发育不良;Ⅲ级为系统产前超声检查,对胎儿全身主要结构进行系统筛查,排除重大畸形。Ⅰ到Ⅲ级超声检查发现或疑诊胎儿异常、有胎儿异常的高危因素、母体血生化检验异常等,均应请专家进行针对性产前超声检查(Ⅳ级),例如胎儿超声心动图检查等。

孕中晚期胎儿超声分级检查由具备相应资质的超声医师来完成,其中,从事Ⅲ级产前超声检查的医师还需要接受过产前超声诊断系统培训。

值得一提的是,为保证各级胎儿超声的检查质量,我们还制定了相应的质控体系,包括医师定期考核、患者知情同意、操作规程、留图制度,以及对超声报告及留图的抽查评价制度。

(周毓青)

78. 大畸形超声筛查无异常等于给宝宝上了保险吗

胎儿大畸形超声筛查在当下可算不上是什么新鲜事,那些准妈妈们都知道超声是给未出生的宝宝检查是否有问题的首选方法,也被称为胎儿畸形超声检查,简称"超声大排畸"。那么超声大排畸结果没啥异常,是不是就代表胎儿完全健康呢?

对于大多数孕妇来说,到大医院做产检为的就是做胎儿大畸形超声筛查,她们往往认为做了这个检查如果没有异常发现,就等于宝宝一切都正常,没有任何问题了,就像买了个保险似的,只需坐等瓜熟蒂落。殊不知:胎儿大畸形超声筛查不是万能的,但不做是万万不能的!

由于科学技术的局限性和孕妇的个体差异,目前超声大排畸仅可发现60%～70%的胎儿结构异常,期望所有胎儿畸形都能通过超声大排畸检出是不现实也是不可能的。目前胎儿大畸形超声筛查检查项目包括:头颅光环、侧脑室、小脑、后颅窝池、脊柱、颈项软组织、眼眶、口唇、四腔心、胸腔、胃泡、肠管、双肾、膀胱、双上肢肱骨及尺桡骨、双下肢股骨及胫腓骨、双腕、双踝、脐血管等。

胎儿结构是一个逐渐形成和动态发育的过程,胎儿畸形也有一个发展过程,有时在正常和异常之间没有一个绝对明确的界限,畸形没有发展到一定程度时有可能不能被超声所显示。

另外,由于胎儿本身的生理特点,某些疾病的诊断十分困难。比如复杂心脏畸形由于诊断困难,可能导致胎儿期漏诊或误诊。

还有一些细小的畸形或异常,因检查有困难尚不能列入筛查范围,如耳廓畸形、手掌脚掌及指趾畸形、隐性脊柱裂等。

此外,约60%的染色体疾病没有超声表现,因此大部分染色体疾病不能通过超声发现,更不能通过超声诊断,需要进行血清学或羊水穿刺染色体检查。

(谢 梦)

—— 专家简介 ——

谢 梦

谢梦,复旦大学附属妇产科医院超声科副主任医师。擅长各类妇产科疾病的超声诊断,产科胎儿畸形筛查及孕早期NT、孕早期胎儿畸形筛查超声诊断。

79. "大排畸"为何要做这么久

做过胎儿大畸形超声筛查(俗称"大排畸")的孕妇都知道这项检查需要提前预约,每个孕妇检查时间较长,后面候诊的孕妇需要好好耐心等待。可是,为什么"大排畸"要做这么久呢?

首先,这与"大排畸"所要求检查的项目较多有关。"大排畸"要对胎儿的解剖结构进行系统筛查,观察胎儿的头颅、颜面部、颈部、胸部、心脏、腹部、脊柱、四肢,要把这些部位都检查一遍需要一定的时间。

其次,完成大排畸的时间长短还与胎儿在子宫里的位置有关。有些孕妇运气较好,检查时胎儿位置合适,正面、背面、左侧、右侧的结构都可以清晰显示,那么恭喜她,可以一遍通过筛查。然而这样的幸运儿往往不多,仅占1/3左右。多数的孕妇都需要检查两次以上,进进出出、反反复复,当然花费的时间也要长一些。这期间就需要孕妇的配合,吃一些高能量的食物或者饮料,让宝宝有充分的能量在子宫里面动起来,换了位置再让超声医生检查,以保证所有的必查项目都能观察到为止。

有些怀臀位宝宝的孕妇就比较辛苦了,超声医生观察臀位宝宝的脊柱比较困难,往往需要孕妇保持胸膝卧位的姿势10~20分钟,好像在候诊椅上拗造型一般。但是这样可以让胎儿在宫内臀部抬高或者换成头位,才能完整观察到胎儿的脊柱。还有个别孕妇,尽管经过各种努力,胎儿仍不能达到理想位置,可能需要改天再来完成全部检查。

特别提醒

大排畸观察项目多、难度大,必然耗时较长,希望各位孕妇及其家属能够充分理解,安静、耐心地候诊,必要时好好配合超声医生完成检查。

(谢 梦)

80. 三维超声在产科能用来做什么

三维超声不仅很好地保留了传统超声操作简便快捷、安全无创、无辐射等优点,还有着传统超声无法比拟的优点。例如:三维超声成像用于产科检查,不仅可观察到胎儿成长的过程,而且可以检查胎盘、羊水及脐带的变化,更重要的是可作为诊断胎儿畸形的主要手段。

犹如我们从以往看 2D 电影到如今看 3D 电影,三维超声使得视觉感官上更真实清晰,具体分述如下。

(1) 在原有二维图像的基础上增加冠状切面图像,从平面几何变成了立体几何。

(2) 立体定位,轴位调整:三个轴面可随意调整直至显示出最佳图像,更精确定位。

(3) 立体显像,动态直观:可实时动态观察胎儿头部、躯体表面及内脏活动,图像清晰,精确可靠。

(4) 切割功能:可保留图像重点,切去无用的部分,对可疑部位进行三维重建显示。

(5) 旋转功能:可多面观察,具有前后、左右、上下 360 度旋转功能,对图像进行不同方位全面观察。

(6) 可给胎儿拍摄精美的照片,录下表情变化及刻录光盘作为资料保存,留做永久的纪念。

(7) 可显示不同层次病灶的立体关系及毗邻关系。

三维超声在产科的应用为临床超声诊断提供了丰富的影像信息,极大地提高了诊断质量,减少了误诊或漏诊。

(徐辉雄)

81. 胎儿四维超声排畸是不是最保险的

作为超声科医生,偶尔会有亲戚、朋友或患者向我们打听哪里有做胎儿"四维排畸"或"四维彩超",也就是我们超声科医生口中的"四维超声"。在他们的印象中,四维超声要优于常规的超声"大排畸",如果四维超声没发现胎儿有异常,那就可以放心了。其实,他们并不真正了解四维超声。

大家最为熟悉常规二维超声,得到的是一幅幅平面图像。在准妈妈眼中,这些平面图像太神秘,实在看不懂;但在超声医生的眼中,这些平面图像却提供了重要的诊断依据,能够反映胎儿在母体内发育是否健康,足以诊断出大部分的胎儿结构异常。三维超声近年来临床应用逐渐广泛,是在获得一系列二维图像的基础上加以处理,最终获得胎儿体表的立体图像,准妈妈可以直接看到自己宝宝可爱的小脸蛋。四维超声在三维超声的基础上又增加了时间维度,就像是给宝宝拍了一段录像,准妈妈可以看到宝宝在子宫内活动的情况。

三维、四维超声的基础都是二维超声,在临床诊断中还是依赖二维超声。三维、四维超声不能代替二维超声,仅是作为二维超声的必要辅助手段,只有在某些病例,当二维超声已发现线索,但需要得到立体感强或二维图像难以提供的标准冠状切面图像时,才会短暂更换三维、四维探头,使得诊断更为清晰。

四维超声的优越性在于可以直观显示胎儿的立体结构、记录胎儿在子宫内活动的情况,但和常规超声一样,四维超声也不是万能的,也有其检查盲区及局限性,主要受限于病变微小、胎儿胎位及姿势的影响、羊水量偏少、不同病变图像表现可能相似等因素,超声检查的结果还要结合其他相关检查综合评估后才能明确诊断。同时,胎儿的发育是动态发展变化的,也就是说,一次超声检查未发现异常,不代表以后就不会再出现异常。

特别提醒

四维超声对胎儿畸形筛查而言并不是必需的,并且即使四维超声检查暂时没有发现异常也不是一定无恙,准妈妈们还是要正确理解,不要盲从。

(江 泉 张 渊 朱一成)

82. 胎儿侧脑室增宽是怎么回事

生活实例

临床上有些孕妇在产科超声检查时被告知胎儿侧脑室有增宽,顿时感到非常疑惑和紧张:"侧脑室增宽是什么意思?是不是说我的宝宝脑子有病呀?到底要不要紧?"

所谓脑室是指脑内的腔隙(共四个),包括侧脑室一对,第三、第四脑室各一个,它们彼此相通,内有脑脊液充填。而脑脊液的主要功能是保护脑和脊髓免受震荡,并通过血管周围间隙供给脑营养,输出代谢产物。当脑脊液产生过多或循环通路受阻,这时脑脊液就会积聚起来,脑室随之增宽。

超声医生判断胎儿脑室正常与否,不仅仅局限于观察它的宽度,还要观察它的形态以及左右两侧脑室是否对称,同时也会观察脑室内的脉络丛(产生脑脊液的主要结构)有无形态和结构的异常。其中,侧脑室增宽是最为常见的脑室异常。

目前国内超声测量胎儿侧脑室的宽度一般是在胎儿丘脑平面测量侧脑室后角的宽度,它在整个孕期的正常值都应小于 10 毫米,如轻度增宽可定期复查随访,宝宝不一定真的有病。但明显的侧脑室增宽伴形态异常则需要排除胎儿中枢神经系统的异常,比如胎儿胼胝体缺失时侧脑室就呈泪滴样改变,出生后可能会出现智力轻度低下、精神发育迟缓、癫痫等表现,这时胎儿中枢神经系统的磁共振(MRI)检查将有助于进一步明确诊断。

(辛文琼)

83. 胎儿"心彩超"在孕期起到了怎样积极的作用

心脏超声的全称为彩色多普勒超声心动图,又可简称为"心彩超",是利用超声成像的特点,对心脏的解剖结构、生理功能和血流特征等方面进行检查的诊断工具。心彩超具有无创伤、简便的优点,在临床上广泛应用。

胎儿心彩超是在孕妇怀孕期间筛查并诊断胎儿先天性心脏病的首选影像学检查手段,专业性更强、难度更大,胎儿心彩超医师能通过胎儿心动图检出至少90%以上的先天性心脏病。对于既往生育过先天性心脏病患儿的孕妇及存在其他高危因素的孕妇,建议进行此检查。初次妊娠的孕妇,常规产科超声检查或超声大畸形筛查怀疑胎儿有先天性心血管畸形可能时,也建议进行此检查。

胎儿心彩超对孕妇和胎儿没有放射性损害,操作安全,无创伤。而且,产前超声使用的检查模式输出超声波功率较小,且无剂量累加效应,即使反复多次检查,也不对孕妇和胎儿造成伤害。

但我们仍建议一般妊娠 20 周左右开始进行胎儿心彩超检查。此时,胎儿的各个脏器已发育完全,仔细的超声检查可看到每一个重要的脏器有无异常,特别是心血管系统,但过早进行胎儿心彩超检查可能不利于发现问题。胎儿心彩超检查如果发现胎儿存在心血管系统畸形,应根据严重程度来决定后续手段。对于可以纠治的病例,能及早寻找有能力治疗的医院和医生,为出生后及时有效的治疗做好准备;对于不能纠治的致死性畸形,可以及时终止妊娠,这样对孕妇身体的影响也较小。

（金启晨 张玉奇）

—— 专家简介 ——

张玉奇

张玉奇,上海交通大学医学院附属上海儿童医学中心心内科教授、超声中心主任,博士生导师。海峡两岸医药卫生交流协会小儿超声医学专科委员会副主任委员,上海市医学会超声医学专科分会儿科学组副组长,《医学影像学杂志》编委。

84. 超声提示"胎儿肠管回声增强"有意义吗

产前检查"大排畸"时,超声报告上描述的"胎儿肠管回声增强"并不是指特定的疾病,而是在超声声像图上的表现。肠管回声增强可以分为三度,Ⅰ度回声强于肝脏但低于骨骼,Ⅱ度回声与骨骼相同,Ⅲ度回声强于骨骼。目前国际上公认Ⅱ度及Ⅲ度才具有一定的临床意义。具体原因不明,有些可能是宫内感染、肠梗阻等,也有可能是染色体异常。例如最为常见的,也是大家所熟知的先天愚型(21三体综合征)就是有染色体异常引起的。宫内感染胎儿除肠管回声增强,还可能有肝脏增大、腹腔内及颅内钙化灶、腹水等。肠梗阻胎儿常伴有肠管扩张。其他染色体异常胎儿有时还伴有心脏、中枢神经系统、腹壁及四肢等其他异常表现。

超声检查仅仅提示单纯肠管回声增强,绝大多数只是一过性超声声像图表现,一般于孕中晚期消失,孕妈妈不需过分担心,只要定期随访就好。当同时出现侧脑室增宽、心室内点状高回声、肾盂轻度扩张等多个提示染色体异常的超声软指标时,就要进一步检查。当然,染色体异常也有时仅表现肠管回声增强,不表现出明显解剖结构异常。也就是说,胎儿肠管回声增强本身并不是疾病,不必过虑,但也不能掉以轻心,产科医生通过结合病史,可能会建议孕妈妈无创DNA检查,必要时做羊水穿刺检查排除染色体异常的可能。

（焦光琼）

—— 专家简介 ——
焦光琼

焦光琼,同济大学附属第一妇婴保健院超声科主任医师。第一届中国超声医学工程学会妇产科超声专业委员会委员,上海市医学会超声医学专科分会围产学组成员。擅长胎儿畸形产前超声诊断,妇产科疾病的超声诊断和疑难杂症的鉴别诊断。

85. 孕晚期还有必要做超声检查吗

孕晚期是指从孕 28 周开始直至妊娠终止,也就是妊娠的最后 3 个月。孕妇经过孕早期超声检查以及孕中期详细、系统的超声胎儿大畸形筛查,已经确定了胎儿数目,排除了大部分畸形。进入孕晚期是不是只要自我监测胎动就可以了,超声检查就可以免了吧?答案当然是"不可以",孕晚期超声检查不但需要做,而且是必须做。

孕晚期超声检查主要包括以下几个方面。

(1) 评估生长发育:一般通过胎儿双顶径、头围、股骨长以及腹围的测量,了解胎儿大小发育是否正常,有无过大还是过小。

(2) 监测迟发型胎儿畸形:某些畸形可能在孕晚期才表现出来,称为迟发型胎儿畸形,例如脑积水、消化道梗阻和泌尿道梗阻、某些心脏发育异常、膈疝等。

(3) 观察胎盘、羊水:如有无胎盘前置、胎盘植入等,通过对胎盘进行分级大概了解胎盘功能;羊水是否正常,有无过多或过少。

(4) 估计体重:虽然通过测量的生长参数估计体重误差较大,但是仍然可以作为产科医生估计胎儿大小的参考。

(5) 血流监测:主要是通过脐动脉和大脑中动脉血流的监测,来评估胎儿宫内有无缺氧等。

由此而见,孕晚期超声检查可以为产科医生提供许多有价值的信息,是非常重要而不可或缺的。

(牛建梅)

—— 专家简介 ——
牛建梅

牛建梅,主任医师,上海交通大学医学院附属国际和平妇幼保健院超声科主任。兼任上海市医学会超声医学专科分会委员、围产学组组长,中国超声医学工程学会生物效应专业委员会常委,中国医学影像技术研究会超声分会妇产科专业委员会委员。擅长胎儿超声、妇科疾病超声诊疗。

86. 超声也可帮助判断胎儿宫内是否缺氧吗

胎儿窘迫是指胎儿在宫内有缺氧征象,危及胎儿健康和生命,是当前剖宫产的主要适应证之一。胎儿窘迫是一个渐进的过程,会出现一系列症状。

胎儿宫内缺氧早期会发出哪些信号? 孕期出现哪些情况应该引起准妈妈的重视?

(1) 胎心出现异常改变是胎儿窘迫最早出现的症状,孕妇及家属可借助简单的器械听取,胎儿心率 160 次以上或 120 次以下均属不正常,低于 100 次更是表示严重缺氧。

(2) 胎动是胎儿生命体征之一,孕妇可自我监测,胎动低于 10 次/12 小时或超过 40 次/12 小时均是不正常的,胎动一旦消失胎儿随时可能死亡。

(3) 准妈妈也可能孕期体重增加或子宫底高度增加不明显或持续不增长。

一旦发现这些危险信号而怀疑胎儿存在宫内缺氧时,准妈妈应该怎么办呢? 当然是要及时就医。医生主要通过胎心监测、超声检查及血清学分析来综合诊断。有些胎儿缺氧会表现为羊水少或脐动脉及大脑中动脉的血流发生改变,这种情况在超声检查中可以被发现。

整个妊娠期,一旦脐脑血流比例倒置(大脑中动脉搏动指数/脐动脉搏动指数)即提示胎儿宫内缺氧而存在大脑保护效应。孕 30 周后胎儿脐动脉收缩压与舒张压的比值(S/D)>3.0,孕 18~20 周后脐动脉舒张期血流缺失或反向,也均考虑胎儿缺氧。

(孙立群)

—— 专家简介 ——

孙立群

孙立群,上海交通大学医学院附属国际和平妇幼保健院超声科副主任医师,从事胎儿影像诊断的临床与科研工作。加拿大多伦多大学医学院附属病童医院心脏中心访问学者,中国超声医学工程学会生物效应专业委员会及妇产超声专业委员会青年委员会副主任委员。

87. 超声检查可以判断孕妇能否顺产吗

孕晚期的孕妇在做超声检查时常常会提出："医生，麻烦你帮我仔细检查一下，看看能不能顺产？"

决定孕妇能不能顺产的因素有很多，有产力、产道、胎儿、孕妇的精神心理因素等等。以投篮球入筐这一动作来做比喻：投篮球时所发出的力量就是产力，主要是指子宫收缩的力量，是将胎儿娩出子宫的主要力量，如果这股力量较弱，则胎儿很难娩出；篮筐则是产道，是胎儿娩出的路径，骨盆的大小和形状都决定这条路是否通畅，骨盆过小或者有倾斜，胎儿就不容易娩出；篮球就是胎儿，胎儿过大和胎位不正（臀位和横位）均可能会造成难产；最后是产妇自身心理方面的因素，产妇一系列的精神心理因素，都能影响机体内部的平衡、适应力和健康。目前有相当数量的初产妇通过各种渠道接触到有关分娩的负面信息，再加上待产室陌生、孤独、嘈杂的环境，还有逐渐变频、变强的阵痛，均能加剧临产后产妇的紧张，导致子宫缺氧、收缩无力。

在以上四个因素中，孕晚期的超声报告上可以提供胎儿方面的因素，包括胎位、胎儿大小。比较好的胎位是胎儿头朝下，后脑勺朝前。与胎儿大小相关的超声测量数据有双顶径、腹围、股骨长等，通过这些数据可以估算胎儿体重，体重过大当然不利于顺产。其中，双顶径相对最为重要，双顶径过大本身就不利于顺产。因此，孕晚期的超声检查可以为产科医生提供许多重要的胎儿信息，对医生判断是否可以顺产具有一定的价值。

（张　娟）

88. 羊水太少，多喝水有用吗

羊水是维持胎儿生命所不可缺少的成分，就像水和鱼儿的关系。不同发育阶段羊水的来源也各不相同。妊娠前 3 月，羊水主要来自胚胎的血浆成分；随着器官开始发育成熟，胎儿的尿液、呼吸系统、胃肠道、脐带、胎盘表面等也都成为了羊水的来源。随着妊娠的进展，羊水越来越多，由妊娠 10 周仅有约 30 毫升到孕晚期达到 500～1 000 毫升。

超声判断羊水多少主要有两种方法。一种是孕早中期测量羊水最多区域的最大深度，少于 2 厘米为羊水过少，大于等于 8 厘米为羊水过多。另一种方法是孕晚期测量羊水指数,以脐为中心将子宫分为四个象限,将每个象限内测得的羊水最大深度相加得到羊水指数(AFI)。当羊水指数少于5厘米或大于等于20厘米时,即可诊断为羊水过少或过多。

引起羊水少的原因有多种。母亲方面:水分摄取不足、低容积血症、药物、妊娠高血压等状况。胎儿方面:羊水早破、胎儿生长受限、胎儿过期妊娠、胎儿泌尿系统异常(例如胎儿肾脏发育不良,多囊肾等)等。也可以是没有明显原因的羊水减少。羊水减少以"破水"最为常见,其次是多囊肾或胎儿无肾症等。许多先天畸形特别是泌尿系统畸形与羊水过少有关,如先天性肾缺如、肾发育不良、多囊肾和尿道狭窄或闭锁等,有望通过超声做出诊断。胎盘功能不良也可以导致羊水过少。

引起羊水多的原因有多种,常见的有妊娠合并糖尿病、母儿血型不合、双胎妊娠等,还有部分胎儿畸形,其中超声可能发现的有:先天性神经系统畸形(如无脑儿、脑脊膜膨出等)和消化道闭锁(如食管闭锁、十二指肠闭锁等),但是,仍有相当多羊水过多的病因不明。

由此可见,同样表现为羊水过多或过少,但是病因却可能各不相同,不是单单靠孕妇调节饮水量就可以解决的,而是需要临床医生针对不同的病因采取不同的处理方法。

(万仪芳)

一|切|为|了|孩|子|

89. 宝宝超声检查前有必要用镇静剂吗

有些新生儿和小婴儿,检查时喂奶或者给予一个安抚奶嘴就能让他们安静下来;有些 3 岁左右的幼儿,可能家长的安抚可以缓解他们的焦虑恐惧情绪,使他们能不哭不闹地配合检查。但是绝大部分婴幼儿还是难以维持一段时间来安静地接受检查,孩子的哭吵、扭动肢体、说话都会妨碍超声医生检查。

孩子哭吵时即使固定住孩子的手脚,腹壁肌肉仍在不断收缩致使腹壁紧绷,大幅度呼吸仍会使腹腔脏器随之大幅度移动,严重影响超声图像的清晰显示,以及超声医生对目标位置的判断和大小的测量。超声医生在观察器官或病灶内血供情况时,即使一个极其轻微的动作就会干扰血流的显示和测量,因此检查过程中扭动肢体、说话都是不合适的。为了达到最佳的检查效果、得出尽量准确的诊断结果,如果超声医生认为宝宝需要使用镇静剂时,还是需要家长理解并配合。

有许多家长心疼孩子,担心使用镇静剂是否对孩子有危害。目前临床常用的镇静剂是 10% 水合氯醛,被公认为是一种儿科检查时安全的镇静剂,给药方式包括口服和灌肠,可诱导入睡,催眠作用温和,无明显后遗症。其主要不良反应是呕吐、心率减低、呼吸抑制、皮疹、烦躁等,但发生率极低。

特|别|提|醒|

尽管发生不良反应的可能性很小,在使用镇静剂后,家长仍需注意观察孩子的呼吸是否平稳、皮肤颜色是否改变,如有异常必须及时通知医生。

(孙颖华)

—— 专家简介 ——

孙颖华

孙颖华,医学硕士,副主任医师,复旦大学附属儿科医院超声室主任,上海市医学会超声医学专科分会围产学组成员、儿科学组副组长。擅长婴幼儿肝胆疾病(特别是胆道闭锁的术前诊断及术后随访)的超声诊断,新生儿疾病的超声诊断。

90. 小婴儿做胆道超声检查也要空腹吗

生活实例

　　大家都知道成人做腹部超声检查前需要空腹,但一提到小婴儿做胆道超声检查前也需要禁奶一段时间,家长们就觉得不忍心、不理解,这么小的孩子怎么饿得起? 到底为什么非要空腹不可呢?

　　胆道超声检查的目标是胆囊及胆管。胆囊是浓缩和储存胆汁的器官,空腹时胆汁在胆囊内储存起来,使胆囊膨大呈梨形,就像一个被吹大的气球。进食后,胆囊里面的胆汁就会通过胆管流进肠道,这时胆囊就像一个泄了气的皮球,体积明显缩小,囊壁皱缩变厚。小婴儿的胆囊比成人要小,正常充盈时长度也只有2～3厘米,如果没有充分空腹,收缩状态的胆囊会更小、更难以观察。

　　正因为如此,超声科医生才会要求家长在小婴儿检查胆囊前必须空腹,这直接关系到能否观察到正常的胆囊结构。如果家长不配合,没有让小婴儿好好空腹,就容易漏诊胆囊的疾病,例如胆囊结石。在超声图像上,胆汁呈黑色,胆囊壁呈白色,当有胆囊结石时,呈亮白色的胆结石在胆汁的黑色背景下,容易被发现,如果没有充分空腹,胆囊缩小、胆汁减少,结石夹在收缩的胆囊壁间,就不容易被发现。

　　另一方面,由于胆囊和肝外胆管周围有胃肠道结构,喂奶后这些没有排空的胃肠道会挤压遮挡胆囊以及肝外胆管,难以清晰显示,大大影响检查结果。胆道超声可以诊断先天性胆道闭锁、先天性胆总管扩张症、胆囊及胆管结石、胆囊炎等多种疾病,儿科医生才能对患儿进行有针对性的治疗。家长对于空腹这一准备工作千万要充分理解、足够重视、不要马虎。

　　小婴儿的食物和成人不同,胃排空时间也因此不同,所以超声科医生不会用成人空腹12小时的标准来要求小婴儿,家长不必过于焦虑,担心会饿坏宝宝。空腹的具体时间要视小婴儿食物的类型来决定,母乳和奶粉相比,母乳的组成里水分更多、蛋白质相对少一些,胃排空更快,所以母乳喂养宝宝的空腹时间要比奶粉喂养更短一些。母乳喂养的宝宝一般要求空腹 5 小时以上即可；奶粉喂养的话，则最好空腹 7 小时以上；如果宝宝已经添加了辅食，那空腹时间则要再延长一些，必须 8 小时以上。值得注意的是，对于一小部分不能耐受空腹、容易低血糖的宝宝，需要儿科医生给予补液支持。

（孙颖华）

91. 超声检查要求憋尿，宝宝太小不会憋怎么办

在检查宝宝下腹部及盆腔脏器或病灶时，超声医生常常会叮嘱家长给宝宝多喝水，憋尿充盈膀胱后来检查。

但 3 岁以下的婴幼儿大脑功能发育尚不完善，他们的排尿是反射行为，不受意识控制。因而，当家长听到检查前需要让小宝宝憋尿就会觉得这是天方夜谭。其实，超声医生所谓的"憋尿"指的是让小宝宝膀胱充盈起来，而不是让他们去主动憋尿。家长不要认为这是一个不可能完成的任务，只要给婴儿多喝奶、给幼儿多喝水，再耐心等待半小时左右，大部分婴幼儿膀胱能达到中度充盈状态，基本可以满足超声检查所需。但是，对于呕吐严重、难以进食饮水的婴幼儿，则需要临床医生给予静脉输液以补充水分，使膀胱充盈起来。

（孙颖华）

92. 小儿进行超声心动图检查的时候要注意点什么

超声心动图检查即老百姓口中的心脏彩超检查，是一种对人体无创伤、无损害的检查，是大部分心血管疾病的首选检查方法。在诊断冠心病、心脏瓣膜病、心肌病、先天性心脏病、心包疾病以及大血管疾病等方面具有重要价值，尤其是在小儿的先天性心脏病的诊断中具有举足轻重的地位。

小儿进行超声心动图检查时需要注意以下几点。

（1）检查前避免剧烈运动，尽量安静休息 5～10 分钟之后再进行检查。在检查过程中应当配合超声医生，尽量保持放松、平稳呼吸。一般而言，超声心动图检查时不必空腹，可适当进食，不要过饱。但不能配合，需要镇静，或同时进行其他需空腹检查的小儿除外。

（2）婴幼儿哭闹或不配合时，检查前需使用镇静药物。一般 3 岁以下婴幼

儿,多数情况下需药物镇静,如口服水合氯醛或肌内注射苯巴比妥。药物镇静之前数小时尽量避免婴幼儿长时间熟睡,以免影响镇静效果;药物镇静之前需要禁食2小时。新生儿检查时建议携带奶瓶或者安抚奶嘴,可以尝试在安抚下进行检查,如不成功再进行药物镇静。

(3)超声心动图检查时探头需要在胸前扫查,宜穿着宽大、舒适且容易穿脱的衣服。女孩子尽量不要穿连衣裙。婴幼儿不宜穿连体衣,尽量穿前开扣的衣服,方便敞开,避免惊醒熟睡中的婴幼儿。

(4)超声心动图检查过程中无明显不适,可能会因为探头加压而感觉到胸前略有压迫感,对于3岁以上幼儿,家长可以尽量在检查前做好孩子思想工作。每个孩子配合程度及病情不同,因此检查所需时间也不同,一般超声心动图检查耗时约10分钟,疑难病例所需时间会较长,甚至需要几个医生反复检查、讨论,请家长耐心等待。

复查随访或者先天性心脏病手术后的患儿,家长最好携带既往的检查报告以及出院小结,方便超声医生了解既往病情及手术情况,便于进行对比。

(吴兰平)

93. 怀疑宝宝斜颈,做超声还是拍片检查好

新生儿斜颈多指的是先天性肌性斜颈,由于一侧胸锁乳突肌挛缩而致头部向患侧偏斜。先天性肌性斜颈多发生于难产、臀产和剖腹产患儿。家长多发现孩子出生后头部向一侧偏斜,有些偶然在颈部摸到一个较硬的包块,一部分婴儿可以出现"大小脸"。随着患儿年龄的增长,逐渐出现患侧面部相对萎缩,面部及两侧眼裂发育不对称,最后还可能出现颈椎侧弯、椎体楔形变、斜视等,严重影响孩子的生长发育及生活质量,所以早期发现尤为重要。

以往对先天性肌性斜颈的诊断主要通过患儿家属叙述的病史、特定的临床表现、临床医师的触诊、X线摄片,并结合临床医生的经验来进行诊断和鉴别诊断,往往会造成许多误诊。现在,高频超声能更好地帮助临床医生确诊先天性肌性斜颈。超声下能清晰显示胸锁乳突肌结构,通过双侧对比检查,观察胸锁乳突肌的形态是否正常、回声是否有改变、肌肉纤维条纹是否清晰,胸锁乳突肌内部有无包块形成;还能测量胸锁乳突肌的长度和各段厚度。

先天性肌性斜颈的典型超声表现为:患侧胸锁乳突肌增厚或可探及肌性包块,患侧胸锁乳突肌较健侧缩短。

一旦超声检查确诊,需及时治疗。目前手法局部按摩及牵拉为治疗先天性肌性斜颈的最常用措施,适用于 1 岁内,尤其是 6 个月以内婴儿,90％患儿可获得良好效果。少部分保守治疗效果不佳的患儿,可选择在 1～4 岁进行手术治疗。

(李　銮)

94. 儿童颈部淋巴结肿大是病吗

　　可能很多家长都有这样的经历:不经意间摸到孩子颈部有一粒一粒黄豆大小的硬节,紧张得赶紧带着孩子到医院就诊。医生通常会询问一下病史,摸一摸颈部的硬结,必要时会建议做一个超声检查。超声检查报告提示"颈部淋巴结显示"或"颈部淋巴结肿大",此时家长可能更为困惑了:"淋巴结是什么呀? 淋巴结肿大代表什么意思? 严重吗? 该怎么治疗呢?"

　　儿童免疫系统较成人发达,颈部淋巴结分布较成人多,且因位置较表浅,容易触摸到。正常儿童颈部也多可触及数量不等的淋巴结,黄豆大小,表面光滑,可推动,无明显压痛。如果孩子没有发热、咽喉痛等感染症状,就算摸到颈部有淋巴结,也不必过于紧张,可门诊随访。此时,超声检查报告会提示"颈部淋巴结显示"。青春期后随着年龄增长,一般淋巴结会逐渐萎缩,此时难以触及。

　　如果孩子近期有感冒、咽喉炎、扁桃体炎或其他颈部急慢性炎症,颈部淋巴结会明显肿大,伴触痛,需行抗感染治疗。超声检查表现为淋巴结增大,多呈椭圆形,皮髓质结构尚清晰,血流较丰富,血流自淋巴门汇入、呈枝条状分布;肿大的淋巴结一旦化脓,内部可见液化区域,液化区域内无血流信号。对于扁桃体Ⅲ度肿大或扁桃体化脓的患儿,除了常规抗感染治疗,还需至五官科就诊,咨询是否需要切除扁桃体。

　　还有一个家长很关心的问题就是淋巴结肿大是否会恶变,即发生淋巴瘤。这种淋巴组织的恶性肿瘤发生率较低,且年长儿多见(大于 10 岁)。临床多表现为无痛性肿块,易融合,生长迅速。患儿往往伴有贫血、乏力、食欲减退。血常规检查可能正常，也可能发现幼稚细胞。典型超声检查表现具有一定特征性：淋巴结增大，皮髓质分界不清，内部回声明显减低，后方回声增强，血流信号丰富。但确诊淋巴瘤需行活检。如果发现孩子有上述表现，建议家长要引起重视，及时就医诊治。

绝大部分儿童触及颈部淋巴结都是正常的，或者只是普通的炎症，家长大可不必过于紧张。如果没有异常肿大、疼痛或淋巴瘤的表现，孩子吃饭、睡觉、玩耍均正常，家长只需要耐心、细心观察，也许过一阵子颈部的"小黄豆"们就会消失了。

（张一峰）

—— 专家简介 ——

张一峰

张一峰，副主任医师，硕士研究生导师，研究领域：甲状腺及乳腺超声诊断、超声弹性成像。兼任中国抗癌协会肿瘤影像专业委员会超声医学专业学组委员，上海市医学会超声医学专科分会儿科学组委员。

95. 为什么说肝胆超声对于新生儿黄疸的诊断很重要

新生儿黄疸可分为生理性和病理性。生理性黄疸多于出生后 2～3 天出现，4～7 天消退。如果宝宝在出生 24 小时内出现黄疸、黄疸持续时间超过 2 周、消退后又出现等，则属于病理性黄疸，那就需要及早进行诊断、治疗。

引起新生儿病理性黄疸最主要的疾病是新生儿肝炎综合征，但最严重的疾病是先天性胆道闭锁。肝脏产生了胆汁，空腹情况下胆汁先通过肝内小胆管一级级汇合到胆囊先储存起来，进食后它们流到胆总管，最后进入肠道，用于消化食物。

当胆道闭锁时，胆囊发育异常，无法储存胆汁，这些大大小小的胆管发生了堵塞、中断，大量胆汁积聚在肝里面，不但造成黄疸，还会迅速损伤肝脏，如不手术治疗，大多数患儿将在一年内因肝硬化、肝功能衰竭而死亡。

肝胆超声检查可以清晰显示肝脏和胆道系统。正常情况下，空腹时的胆囊就像一个梨形的袋子挂在肝脏下方，胆总管则是一根直径 1～2 毫米的管道结构。胆道闭锁时，超声检查会发现胆囊体积小、形态僵硬、囊壁厚薄不均，甚至呈条索实心样改变,同时胆总管会显示不清。在肝门处的"三角纤维块"更是胆道闭锁的特征性超声表现,图像上表现为肝门区一个倒三角样的白色团块,这个实心的结构代替了正常的胆总管管道,一旦出现,那么确诊为胆道闭锁的可能性就更大了。

通过超声发现三角纤维块和异常的胆囊来诊断胆道闭锁准确性很高,诊断符合率可以达到 96.7%。而在新生儿肝炎综合征时,超声图像上虽然胆囊偏小,但是形态正常,同时也能显示正常的胆总管,可帮助与胆道闭锁鉴别诊断。

肝胆超声在新生儿病理性黄疸的诊断和鉴别诊断方面具有重要作用,特别是对先天性胆道闭锁而言,虽然发病率并不高,但病情进展迅速,后果严重,需及早确诊、尽快手术。

(孙颖华)

96. 肥胖的儿童为什么要做超声检查

肥胖可以导致高血脂、高血糖和高血压,也就是我们平常所说的"三高"。肝脏是人体最主要的代谢器官,糖、脂类、蛋白质等都通过它来帮忙分解代谢,然后吸收营养、排出废物。

如果脂肪的摄入量超过了肝脏的工作能力,过多的脂肪就会积累在肝脏从而引起脂肪肝。

随着脂肪肝程度的加重和时间的延长,还会导致肝功能的异常,连小朋友也不能幸免。所以儿科医生除了建议肥胖的儿童检测血压、血糖、血脂和肝功能外,还需要做超声检查,因为超声是目前脂肪肝筛查的首选方法。

脂肪肝的超声表现为:肝脏形态饱满;肝脏近体表部分明亮度增加、强于肾脏,肝脏深部明亮度减低,甚至低于肾脏的明亮度;肝内管道结构(肝内门静脉、肝静脉和胆管分支)模糊、显示不清;肝内彩色血流信号减少或不易显示。

需要注意的是,脂肪肝的超声诊断在一定程度上依赖于检查医生的肉眼观察,不同的仪器设备和参数设置对诊断结果也会产生不同程度的影响。此外,某些疾病也会导致与脂肪肝相似的超声表现,例如糖原累积症等。因此,脂肪肝的临床诊断还需要结合病史、生化、组织学甚至基因检测结果。

超声检查还可以观察双侧肾上腺区,帮助排除内分泌疾病导致肥胖的可能。通过超声检查评估脂肪肝程度及测量脐周脂肪厚度的改变情况,也可以作为肥胖儿童治疗的部分随访指标。

(金　晔)

97. 什么样的宝宝吐奶是不正常的

刚出生的宝宝吐奶很常见。但部分新生儿已经接近满月,吐奶却愈加严重。其实这些患儿早在出生2周左右就开始频繁吐奶,开始是溢奶,以后逐渐加重,呈喷射状。早期几乎是在喂奶后当即或者数分钟后出现,随着患儿日龄的增长,呕吐间隔时间有所延长,但是呕吐量却增加,呕吐物有奶块并伴有酸味,但不含有黄色的胆汁。喂养过程中,患儿体重非但没有上升,甚至有些还有明显减轻。

对于这部分患儿,尤其是男性患儿,请新妈妈们要引起重视,首先要排除先天性肥厚性幽门肥厚性狭窄这一常见的新生儿消化道畸形。此时,以葡萄糖水作为造影剂的胃充盈超声检查就是必要的。

幽门是胃和十二指肠连接的部位,即胃的出口,经胃初步消化过的食物由此处进入肠道继续消化吸收。先天性肥厚性幽门狭窄患儿在超声检查的图像中可以看到幽门肌层明显增厚,幽门管纤细、延长;同时胃内可见较多滞留的液体,液体经过幽门管不畅,致使胃腔明显充盈扩大。当具有这些特征性的声像图时,就可以确诊了。胃充盈超声检查操作相对简单,没有创伤,没有辐射,目前已经成为先天性肥厚性幽门肥厚性狭窄临床诊断首选的影像学检查方法。为了达到更好的效果,检查前患儿需空腹,家长需携带奶瓶、糖水,检查时哺喂患儿糖水。

先天性幽门肥厚性狭窄属先天性消化道畸形,目前无有效预防措施,药物治疗无法纠正,早发现、早治疗是关键。一旦超声检查确诊宜尽早行幽门环肌切开术,预后较好,如延误治疗则致患儿脱水、营养不良。

(蒋海燕)

98. 超声及早发现小儿肠子"打结",可避免手术

老百姓常说的小儿肠子"打结",医学上称为肠套叠,是指一部分肠管及其系膜套入邻近的一段管腔内,是婴幼儿时期常见的急腹症之一,发病年龄多为6个月至2岁。95%肠套叠为原发性,套叠肠管及附近找不到器质性病变。典型临床表现为:患儿阵发性哭闹,在玩耍或休息时突然哭闹,持续几分钟后自行缓解,反复发生,每次间隔约20分钟;大便颜色呈果酱样;腹部可以摸到包块;患儿常常伴有呕吐。小部分患儿无哭闹表现,仅仅表现为精神萎靡。

肠套叠应该在 48 小时内复位,目前临床多采用超声进行诊断、空气灌肠则用于治疗。延误诊断和治疗则会由于肠管血运障碍致使坏死、穿孔,需手术切除病变段肠管。因此,家长怀疑孩子有肠套叠可能时,需及时到医院进行超声检查。肠套叠的超声图像具有特征性,腹腔内可以看到像面包圈一样的"同心圆"状结构。检查过程中,超声探头按压到肠套叠处时有明显触痛,患儿往往突然剧烈哭闹、推拒探头。有小部分患儿在超声诊断肠套叠后,在转院或去放射科空气灌肠途中,套叠肠段可自行解套;也有部分患儿数日内会反复多次发生肠套叠,家长需注意观察患儿症状。

特别提醒

3 岁以上患儿肠套叠则需考虑是否存在原发病,即继发于肠管的器质性病变,包括梅克尔憩室、肠重复畸形、肠息肉、腹型紫癜所致肠管壁增厚等,超声检查时细心、耐心扫查可能会有所发现。

(许云峰)

— 专家简介 —
许云峰

许云峰,主任医师,医学硕士,上海交通大学附属儿童医院超声科主任。中华医学会儿科学分会超声学组专业委员会委员,中国超声工程学会颅脑、颈部血管专业委员会委员,上海市医学会超声医学专科分会委员、儿科学组副组长。擅长小儿腹部疑难杂症、新生儿颅脑、小儿两性畸形、小儿介入超声诊疗等。

99. 超声检查提示肠系膜淋巴结肿大要紧吗

很多因为肚子痛而来就诊的孩子,超声检查常看到肿大的肠系膜淋巴结,提示可能患有肠系膜淋巴结炎。

肠系膜淋巴结炎是儿童常见病,7 岁以下多见。儿童正处在生长发育期,机体免疫系统活跃,免疫功能旺盛;另一方面,儿童机体发育尚不完善,各种肠道细菌、病毒、毒素等都可能透过肠系膜引起肠系膜淋巴结炎。

临床上,患儿一般先有发热、咳嗽等上呼吸道感染症状,然后出现腹痛、恶心、呕吐等表现。其中,腹痛是肠系膜淋巴结炎最早、最多出现的症状,可表现为隐痛或痉挛性疼痛,以右下腹最常见,多为阵发性,两次疼痛间隙患儿感觉较好。

体检时脐部及右下腹可有轻压痛,压痛点可不固定。

儿童腹壁薄、超声波透声好,可以使用高频超声探头直观显示肠系膜淋巴结的分布状况、数量、大小、形态、内部回声、血流情况。超声检查简便易行、无放射性损伤,是诊断儿童肠系膜淋巴结肿大的可靠方法。肠系膜淋巴结炎时,在右下腹和脐周为主的区域内可见多个长度、厚度增大或形态明显饱满的淋巴结,部分皮髓质分界清晰、内部血流呈分支状。部分患儿肠间隙可见少量积液。

肠系膜淋巴结炎治疗最主要的是注意休息、规律饮食、不吃零食,必要时配合静脉滴注抗生素或口服清热解毒剂等抗炎治疗,一般几天内可缓解。但家长仍需密切观察患儿病情变化,如一般治疗无效,腹痛加重,难以与阑尾炎、梅克尔憩室炎等外科疾病相鉴别时,仍有可能需要剖腹探查。

(苏一巾)

— 专家简介 —

苏一巾

苏一巾,上海交通大学附属第一人民医院超声科副主任医师,擅长腹部、泌尿系统、甲状腺、乳腺、涎腺、淋巴结等超声诊断以及外周血管疾病的超声诊断。

100. 睾丸摸不到,超声检查是首选

有些家长无意中发现孩子的阴囊内只能摸到一个睾丸或是摸不到睾丸,可能是隐睾。隐睾即睾丸下降不全,是指睾丸未能按照正常发育过程下降至阴囊,停留于下降的途径中,包括腹膜后、腹腔内、腹股沟管或皮下组织。80%以上隐睾可在腹股沟区扪及,少部分体检不能触及睾丸。隐睾常致不同程度的睾丸发育落后或发育不全,且隐睾手术复位治疗越晚,睾丸肿瘤、不育症的发病率越高,因此发现孩子的睾丸不在阴囊内要及时就诊。

目前,超声检查隐睾是最为便捷的方法,可以查找睾丸所在的位置、测量睾丸的大小,以便制定治疗方案。隐睾的超声表现为患侧阴囊内未显示睾丸,睾丸主要位于腹股沟区,可能在阴囊根部、腹股沟管内或内环处可见;膀胱周围隐睾紧贴腹壁,不受体位变动和肠蠕动影响;少数隐睾位于肾下极,易受肠管干扰,寻找困难。患侧睾丸往往具有正常形态、结构,只是发育较健侧小,彩色血流信号大多较健侧减少。对于腹膜后、腹腔内隐睾,尤其是明显缩小的睾丸,超声检查有局限性,当超声检查不能检出睾丸时,仍可能需要依靠腹腔镜或手术探查。

睾丸的位置往往随着环境温度变化、精神紧张等因素的影响有很大变化，可以从阴囊内进入腹股沟管，出现类似隐睾的症状。此外，肥胖的男孩因皮下脂肪丰富，使得睾丸位置相对较高，有时也易与隐睾相混淆。

（江　泉　张　渊　朱一成）

101. 少年"蛋疼"忍不得，睾丸超声检查需及时

生活实例

常常有青少年期（尤其是青春期）的男孩发生"蛋疼"，刚开始时自己忍着不说，直到疼得受不了才告诉家长。家长带着孩子来做检查，超声检查时发现典型的睾丸扭转超声表现。有些发病时间较长的患儿，睾丸已经因缺血而坏死，必须切除。

睾丸通过睾丸系膜与阴囊相连，由睾丸系膜将睾丸固定于阴囊。睾丸的解剖变异、剧烈地突然变换体位都有可能引发睾丸扭转，导致睾丸缺血。睾丸是否能被保留取决于缺血的程度和时间，一旦确诊必须急诊手术，以最大可能地挽救睾丸。因此，孩子睾丸疼痛时家长应该引起足够的重视。然而，青少年期的孩子比较在意自身生殖器官的隐私，不愿意跟家长交流沟通，延误了诊治，个别儿童因此丧失生育能力，酿成终身不幸。

那么，家长该如何判断孩子可能发生了睾丸扭转呢？一般来说，睾丸扭转发病急，发病前多有剧烈运动或者碰撞史，患儿一侧阴囊剧烈疼痛，并有下腹部及腹股沟疼痛感，部分可出现恶心、呕吐。患侧睾丸在阴囊内的位置较健侧要高一些，阴囊会有红肿，触痛。超声检查是诊断睾丸扭转的首选方法，怀疑孩子有睾丸扭转的可能时，一定要尽快到医院做检查。

睾丸扭转的典型超声表现为：患侧睾丸体积增大，内部质地不均匀；患侧睾丸内血流完全消失或与健侧相比明显减少；有时可显示扭转的精索，呈"旋涡征"。由于牵涉到是否需要急诊手术，超声诊断的及时、准确显得尤为重要。

特别提醒

生活中，家长还需加强对青少年期儿童生理、心理知识的学习，适当地对孩

子进行辅导和教育，让他们对自己的身体有一定的认识。一旦发现异常情况能及时与家长沟通，尽快得到诊治，避免悲剧的发生。

（胡慧勇）

102. 婴儿两条腿长短不一致，超声检查来帮忙

婴儿腿部皮纹是否对称及两条腿长短是否一致，是社区卫生服务中心医务人员对产后新生儿常规观察内容，其目的是筛查是否存在婴幼儿早期发育性髋关节发育不良。

发育性髋关节发育不良以往称为先天性髋关节脱位和髋关节发育不良，但研究发现其并不是先天性疾病，而是小儿骨关节发育过程中形成的髋关节发育不良，且是一种可预防的疾病，故称之为发育性髋关节发育不良。

经过早期诊断和治疗，大部分的病例能够恢复到结构与功能完全正常的髋关节；如果延迟诊断和治疗，可能导致不同程度的关节畸形、功能障碍。

传统的X线平片检查通过对髋关节骨性结构形态的观察和髋臼指数的测量来诊断。然而，3个月以下的婴儿由于股骨头骨化核未出现，髋臼未成熟，致诊断的假阴性率高；加之由于X射线的危害，难以被家长所接受。超声检查不仅能静态观察髋关节形态，还可评估髋关节稳定性，且无放射性损伤，可多次复查，目前已经成为6个月以内婴儿的首选筛查与诊断方法。

● 髋关节超声检查分型

超声分型	临床诊断	怎么办
Ⅰa、Ⅰb型	发育成熟的髋关节	无需特殊处理
Ⅱa（＋）型	髋关节形态有缺陷	超声随访
Ⅱa（－）、Ⅱb型	髋关节形态有缺陷	需要治疗
Ⅱc型、D型	髋关节形态有严重缺陷，为发育不良的髋关节	需要治疗
Ⅲ型、Ⅳ型	髋关节形态差，无法测量角度，属于脱位的髋关节	需要治疗

发育性髋关节脱位治疗需要坐位石膏或挽具固定髋关节于屈曲外展位，对于D型、Ⅲ型、Ⅳ型，则必须先经手法、牵引或利用复位装置进行复位。

（李　鋆）

103. 什么是超声引导下小儿肿瘤穿刺活检术

传统的开放式手术活检是将肿瘤全部或部分切除后,在术中或者术后进行组织病理学检查的方法。与超声引导下小儿肿瘤穿刺活检术相比,其过程较为复杂,患儿需全麻后在开放式切口下进行直接取材;手术时间较长,相对创伤较大,术后恢复较慢,手术费用相对较高;并且手术活检取得的组织病理结果也存在假阴性的概率,可能存在二次手术的风险。

超声引导下小儿肿瘤穿刺活检术是一种在超声诊断仪实时监控引导下,用穿刺活检针将患儿的肿瘤组织取出一小部分,进行病理学检测的方法。首先,在穿刺前,要先进行常规超声检查,确定肿瘤的具体位置、大小、形态、内部成分(实质性、液性或钙化,往往在实质性成分中含有肿瘤细胞)、与周围重要脏器和血管的毗邻关系,从而确定好一条安全、有效的穿刺路径。

在穿刺针进针前要进行麻醉。如果是能好好配合的大孩子,只需要"局麻"即可,即在进针部位的局部皮下软组织注入麻醉剂,就像平时打针一样,痛一下就好了,之后的穿刺过程中不会感到疼痛。如果孩子太小不能配合,就需要"全麻",在手术室由麻醉医师来进行。麻醉完成以后,超声医生就可以进行穿刺活检了。超声医生能够在超声诊断仪上同时看到肿瘤病灶和穿刺针,实时监控穿刺针进针的过程,使得穿刺针能够在超声引导下避开重要脏器和大血管到达肿瘤内的目标位置,从而确保了穿刺的准确性和安全性。

穿刺活检的整个过程很快(30分钟左右),创伤小,术后压迫止血即可,安全性很高,不会对孩子造成危险。穿刺活检获得的肿瘤组织进行病理检查,得到的病理结果包括肿瘤的来源、性质、具体分型、分化程度等重要信息,这为临床医生诊断疾病、确定后续治疗或手术方案提供了最为关键的信息。

因此,超声引导下小儿肿瘤穿刺活检术对儿童肿瘤尤其是晚期、无一期手术切除条件、需要新辅助化疗后再手术等综合治疗的患儿的诊断及治疗有重要价值。

(陈亚青)

104. 心脏杂音患儿首选心脏超声检查

心音是心脏收缩和舒张时瓣膜关闭所发出的声音,收缩时发出的声音低沉而长,舒张时发出的声音清晰而短。一般来说,如果血液在心脏中的各部分之间流得太快或者力量太大,从而使得心脏壁或大血管发生振动,就会产生杂音。此外,心脏各部分之间的正常通道变得太狭窄,或者心脏存在不正常的通道,那么,在血流流经时就会产生异常的"旋涡",也会出现心脏杂音。心脏杂音分为生理性和病理性两种情况。有心脏杂音不一定都是先天性心脏病,必须请小儿心内科医生鉴别。

病理性的心脏杂音也就是先天性心脏病产生的杂音,其机制是旋涡场的形成。一般来讲,杂音越响,临床意义也就越大,但杂音的响度不是判断疾病轻重程度的可靠指标。有些小型室间隔产生的杂音可以很响亮,而大型室间隔缺损有肺动脉高压时的杂音反而减轻,再如婴儿期许多严重的先天性心脏病可以没有杂音。所以仅凭心脏杂音强弱来判断疾病程度是不正确的。这时候,就需要一些辅助检查来判断病情。相对简单、无损伤的心脏超声对先天性心脏病的检出起到了重要的作用,是目前临床首选的检查。

心脏超声是唯一能动态显示心腔内结构、心脏的搏动和血液流动的检查,对人体没有损伤。心脏超声探头就像摄像机的镜头,随着探头的转动,心脏的各个结构清晰地显示在屏幕上。比如先天性心脏病,其总数不下于 100 种的畸形都能用心脏彩超中显示出来。我们能在屏幕上看到残留的孔洞以及通过该孔的血流;能看到瓣膜增厚、开口减小及通过该瓣口的高速血流;能看到心脏结构左右及前后位置上的变化,以及由此造成的血流路径的改变;能看到异常位置的心脏伴发的各种畸形。

根据心脏超声检查明确疾病的种类,临床医生才能更准确地开展针对性治疗。

(金启晨　张玉奇)